T0287706

Jan Chozen Bays

Mindfulness sobre la marcha

Prácticas de meditación
que puedes realizar en cualquier lugar

Traducción del inglés de Miguel Portillo

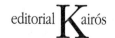
editorial Kairós

Título original: MINDFULNESS ON THE GO
© 2011, 2014 by Jan Chozen Bays
   Este libro es una edición abreviada de *How to Train a Wild Elephant*
   (Shambhala, 2011). Publicado por acuerdo con Shambhala Publications Inc.

© de la edición en castellano:
   2020 by Editorial Kairós, S.A.
   www.editorialkairos.com

© de la traducción del inglés al castellano: Miguel Portillo
Revisión: Amelia Padilla
Fotocomposición: Florence Carreté
Diseño cubierta: Katrien Van Steen
Imagen cubierta: Undrey

Primera edición: Enero 2020
ISBN: 978-84-9988-744-9
Depósito legal: B 209-2020
Impresión y encuadernación: Romanyà-Valls. 08786 Capellades

Sumario

Introducción

La gente a menudo me dice: «A mí me encantaría practicar mindfulness, pero estoy tan ocupado que no encuentro tiempo».

La mayoría de las personas creen que mindfulness es algo que deben encajar en un horario ya lleno de trabajo, de la crianza de los hijos y de ocuparse de un hogar. En realidad, conseguir que prestar atención forme parte de tu vida se parece más a un juego de conectar los puntos, o a un juego de pintar con números. ¿Recuerdas esas imágenes donde cada área pequeña está etiquetada con un número que te dice qué color usar? A medida que rellenas todas las áreas marrones, luego los verdes y los azules, comienza a surgir una imagen agradable.

La práctica de mindfulness es así: empiezas con una pequeña parte de tu vida, digamos con cómo contestas el teléfono. Cada vez que suena el teléfono, realizas una pausa para tomar tres respiraciones largas y lentas antes de contestar. Haces esto durante una semana más o menos, hasta que se convierta en un hábito. Luego agrega otra práctica de prestar atención, como comer con atención. Una vez que esta forma de estar presente esté integrada en tu vida, añades otra. Poco a poco estarás presente y consciente en cada vez más momentos del día. La agradable experiencia de una vida despierta empezará a hacer acto de presencia.

Los ejercicios incluidos en este libro apuntan a muchos espacios diferentes en tu vida que puedes empezar a rellenar con los colores cálidos de una atención atenta y abierta. Soy profesora de meditación y vivo en un monasterio Zen en Oregón. También soy pediatra, esposa, madre y abuela, así que entiendo bien lo estresante y complicada que puede llegar a ser la vida cotidiana. Desarrollé muchos de estos ejercicios para ayudarme a ser más consciente, más feliz, y sentirme más a gusto dentro del flujo de una vida ocupada. Ofrezco esta colección a todos aquellos que quieran estar más presentes y disfrutar de los pequeños momentos de su vida. No tienes que ir a un retiro de meditación de un mes o mudarte a un monasterio para restaurar la paz y el equilibrio en tu vida; ya están disponibles para ti. Poco a poco, la práctica diaria de mindfulness te ayudará a descubrir la satisfacción y la realización en la misma vida que estás viviendo ahora.

¿Qué es mindfulness y por qué es tan importante?

En los últimos años, ha aumentado el interés en mindfulness entre investigadores, psicólogos, médicos, educadores y entre el público en general. Ahora hay un cuerpo significativo de investigación científica que señala los beneficios

del mindfulness para la salud mental y emocional. Pero…
¿a qué nos referimos exactamente con «mindfulness»?

Esta es una definición que me gusta utilizar:

> Mindfulness es prestar deliberadamente toda la atención a
> lo que está sucediendo a tu alrededor y dentro de ti, en tu
> cuerpo, corazón y mente. Mindfulness es la consciencia
> sin críticas ni juicios.

A veces estamos atentos, y a veces no. Un buen ejemplo es
prestar atención a las manos en el volante de un coche. ¿Recuerdas cuando aprendiste a conducir, y cómo se tambaleaba
el coche y se abría paso por la calle mientras tus manos sacu-
dían torpemente el volante a derecha e izquierda, corrigiendo
y corrigiendo la dirección? Estabas completamente despierto,
centrado en la mecánica de la conducción. Después de un
tiempo, tus manos aprendieron a conducir bien, haciendo
sutiles ajustes automáticos. Podías mantener el coche en
movimiento, avanzando sin problemas sin tener que prestar
atención consciente a tus manos. Podías conducir, hablar,
comer y escuchar la radio, todo al mismo tiempo.

Así surge la experiencia que todos hemos tenido de conducir en piloto automático. Abres la puerta del coche, buscas
tus llaves, sales con cuidado a la calle, y… aparcas en el esta-
cionamiento del trabajo. ¡Espera un minuto! ¿Qué pasó con
los treinta kilómetros y los cuarenta minutos transcurridos
entre tu casa y el trabajo? Tu mente se tomó unas vacacio-

nes, en algún lugar agradable o desestresante, mientras tu cuerpo manejaba hábilmente el coche a través de un tráfico fluido y de los semáforos, despertando repentinamente al llegar a su destino.

¿Eso es malo? No es malo en el sentido de ser algo de lo que uno debería sentirse avergonzado o culpable. Si eres capaz de conducir para ir a trabajar en piloto automático durante años sin tener un accidente, ¡eso indica que eres bastante hábil! Podríamos decir que es triste, sin embargo, porque cuando pasamos mucho tiempo con nuestro cuerpo haciendo una cosa, mientras nuestra mente está de vacaciones en otro lugar, significa que no estamos realmente presentes durante gran parte de nuestra vida. Cuando no estamos presentes, tenemos la sensación vaga pero persistente de estar insatisfechos. Este sentimiento de insatisfacción, de brecha entre nosotros y todo, y todos los demás, es el problema esencial de la vida humana. Lleva a esos momentos en los que estamos inmersos en una sensación de profunda duda y soledad.

El Buda lo llamó la Primera Verdad: el hecho de que todas las personas experimentarán, en algún momento, este tipo de angustia. Hay momentos felices en nuestras vidas, por supuesto, pero cuando nuestros amigos se van a casa, nos sentimos solos o cansados; cuando nos sentimos decepcionados, tristes o traicionados, entonces la insatisfacción y la infelicidad emergen una vez más.

Todos intentamos remedios sin receta: comida, drogas, sexo, exceso de trabajo, alcohol, películas, compras, juego...

para aliviar el dolor de la vida ordinaria como ser humano. Todos estos remedios funcionan durante un tiempo, pero la mayoría de ellos tienen efectos secundarios, como estar endeudado, desmayarse, ser detenido, o perder a alguien a quien amamos, por lo que solo aumentan nuestra angustia a largo plazo.

Las etiquetas de los remedios sin receta dicen: «Solo para el alivio temporal de los síntomas. Si los síntomas persisten, consulte a su médico». Con el paso de los años he encontrado un remedio fiable para el alivio de la incomodidad e infelicidad recurrentes. Me lo he recetado a mí misma y a otras muchas personas, con excelentes resultados. Se trata de una práctica regular de mindfulness.

Si aprendemos a estar presente con las cosas tal como son, desaparecerá gran parte de nuestra insatisfacción con la vida, y muchas alegrías simples emergerán.

Ya has experimentado momentos de consciencia consciente. Todo el mundo puede recordar por lo menos una vez en que estuvo completamente despierto, cuando todo se volvió claro y nítido. A estos momentos los llamamos «cumbre». Pueden ocurrir cuando experimentamos algo inusualmente hermoso o conmovedor, como el nacimiento de un hijo o el fallecimiento de un ser querido. También puede ocurrir cuando nuestro coche patina: el tiempo se ralentiza cuando vemos cómo se desarrolla o no el accidente. Pero no tiene que ser dramático; puede suceder en un camino ordinario, cuando damos la vuelta a una esquina y todo es, por un momento, luminoso.

Lo que llamamos momentos cumbre o culminantes son momentos en los que estamos completamente conscientes. Nuestra vida y nuestra consciencia son una sola cosa. En esos momentos, la brecha entre nosotros y todo lo demás se cierra y el sufrimiento desaparece. Nos sentimos satisfechos. En realidad, estamos más allá de la satisfacción e insatisfacción. Estamos presentes. Somos Presencia. Obtenemos un tentador sabor de lo que los budistas llaman la vida iluminada.

Esos momentos inevitablemente se desvanecen, y ahí estamos, otra vez, separados y malhumorados por ello. No podemos forzar la ocurrencia de los momentos cumbre o la iluminación. Las herramientas de mindfulness, sin embargo, pueden ayudarnos a cerrar las brechas que causan nuestra infelicidad. La atención unifica nuestros cuerpo, corazón y mente, reuniéndolos en una atención concentrada. Cuando estamos así unificados, la barrera entre «yo» y «todo lo demás» se va difuminando más y más hasta que llega un momento en que desaparece. Por un tiempo, a menudo un momento breve, u ocasionalmente toda la vida, todo está entero, todo es santo, todo está en paz.

Los beneficios del mindfulness

Hay muchos beneficios en la práctica de mindfulness, de la atención plena. La investigación sobre la felicidad, dirigida por Kirk Warren Brown y Richard M. Ryan en la Universidad de Rochester, muestra que «la gente con mucha atención es modelo de una salud mental floreciente y positiva». Es bueno para todas las dolencias de tu corazón y de tu mente, e incluso de tu cuerpo. Pero no me creas solo porque te lo diga. Prueba los ejercicios de este libro durante un año y descubre cómo cambiar tu propia vida.

Estos son algunos de los beneficios de mindfulness que he descubierto.

1. Mindfulness conserva la energía

Es una suerte que podamos aprender a hacer las tareas con habilidad, pero es una desgracia que esta habilidad nos permita permanecer inconscientes mientras las realizamos. Y es una desgracia porque cuando permanecemos inconscientes, nos estamos perdiendo grandes partes de nuestra vida. Cuando nos «despedimos», nuestra mente tiende a ir a uno de estos tres lugares: al pasado, al futuro o al reino de la fantasía. Estos tres lugares no tienen realidad fuera de nuestra imaginación. Justo aquí, donde estamos, está el único lugar, y ahora mismo, el único momento en que en realidad estamos vivos.

La capacidad de la mente humana para recordar el pasado es un regalo único. Nos ayuda a aprender de nuestros errores y cambiar la dirección de una vida malsana. Sin embargo, cuando la mente vuelve al pasado, a menudo comienza a rumiar sin parar sobre nuestros errores pasados: «Si tan solo hubiera dicho esto... entonces ella habría dicho que...». Desafortunadamente, la mente parece creer que somos muy estúpidos. Evoca una y otra vez los errores de nuestro pasado, culpándonos y criticándonos repetidamente. No pagaríamos para volver a ver 250 veces la misma película dolorosa, pero de alguna manera dejamos que nuestra mente repita un mal recuerdo una y otra vez, y en cada ocasión experimentando la misma desazón y vergüenza. No le recordaríamos a un niño 250 veces un pequeño error que él o ella cometió, pero de alguna manera permitimos que nuestra mente continúe evocando el pasado e infligiendo ira y vergüenza a nuestro pequeño ser interior. Parece que nuestra mente tiene miedo de caer presa del mal juicio, la ignorancia o la falta de atención una vez más; no cree que en realidad seamos lo suficientemente inteligentes como para aprender de un error y no repetirlo.

Irónicamente, una mente llena de ansiedad es probable que acabe creando lo que más tema. La mente ansiosa no se da cuenta de que cuando nos arrastra a soñar despiertos, sumiéndonos en el arrepentimiento por el pasado, no estamos atendiendo al presente. Cuando no podemos estar presentes, tendemos a no actuar sabia o hábilmente, somos más propensos a hacer eso mismo que a la mente tanto le preocupa que hagamos.

La capacidad de la mente humana de planificar de cara al futuro es otro de nuestros dones únicos. Nos proporciona un mapa de carreteras y una brújula para guiarnos. Disminuye las posibilidades de que demos un mal giro y acabemos atrapados en un largo desvío. Aumenta las probabilidades de que podamos llegar al final de la vida satisfechos con el camino de nuestra vida y lo que hayamos logrado.

Por desgracia, la mente, en su ansiedad por nosotros, intenta hacer planes para un gran número de futuros posibles, la mayoría de los cuales nunca llegarán a hacerse realidad. Este salto constante al futuro es desperdiciar nuestra energía mental y emocional. La manera más importante con la que podemos prepararnos para lo desconocido es trazando un plan razonable y luego prestando atención a lo que está sucediendo ahora mismo. Más tarde podremos aceptar lo que nos llegue con una mente clara y flexible y un corazón abierto, dispuesto y capaz de modificar el plan trazado según la realidad del momento.

La mente también disfruta de excursiones a reinos de fantasía, donde se proyecta un vídeo interior de un yo nuevo y diferente: famoso, guapo, poderoso, inteligente, exitoso, rico y amado. La capacidad de la mente humana para fantasear es maravillosa, es la base de toda nuestra creatividad. Nos permite imaginar nuevos inventos, crear arte y música, llegar a nuevas hipótesis científicas, y hacer planes para todo, desde nuevos edificios a nuevos capítulos de nuestras vidas. Desafortunadamente puede convertirse en un escape, en una escapatoria de todo lo que nos parezca incómodo en el momento presente, una fuga de la ansiedad de no saber lo que en realidad nos está llegando, una huida del miedo de que el siguiente momento (u hora o día o año) podría traernos dificultades o incluso la muerte. Fantasear incesantemente y soñar despierto es diferente de la creatividad dirigida. La creatividad procede de descansar la mente en la imparcialidad, permitiendo que se limpie a sí misma, proporcionando un nuevo lienzo en el que puedan aparecer nuevas ideas, ecuaciones, poemas, melodías, o bien coloridas pinceladas.

Cuando permitamos que la mente descanse en el presente, llena de lo que realmente está pasando ahora mismo, apartándola de repetidas e infructuosas excursiones al pasado, al futuro o a los reinos de la fantasía que ocasionan pérdidas de energía, estaremos haciendo algo muy importante. Estaremos conservando la energía de la mente, que permanecerá fresca y abierta, lista para responder a lo que aparezca ante ella.

Esto puede sonar trivial, pero no lo es. En general, nuestra mente no descansa. Está activa incluso por la noche, generando sueños a partir de una mezcla de ansiedades y de los sucesos de nuestra vida. Sabemos que nuestro cuerpo no puede funcionar bien sin descanso, así que le damos al menos unas horas para que se acueste y relaje cada noche; sin embargo, olvidamos que nuestra mente también necesita descansar. Donde encuentra descanso es en el momento presente, donde puede recostarse y relajarse en el flujo de los acontecimientos.

La práctica de mindfulness nos recuerda que no debemos

malgastar nuestra energía mental en excursiones al pasado y al futuro, sino utilizarla para seguir regresando a este mismo lugar, para descansar en lo que está ocurriendo en este mismo momento.

2. Mindfulness forma y refuerza la mente

Todos somos conscientes de que el cuerpo humano puede ser entrenado y formado. Podemos ser más flexibles (gimnastas y acróbatas), más gráciles (bailarines de ballet), más hábiles (pianistas) y más fuertes (levantadores de pesas). Somos menos conscientes de que hay muchos aspectos de la mente que pueden cultivarse. Justo antes de su iluminación, el Buda describió las cualidades de mente y corazón que desarrolló a lo largo de muchos años. Observó que su mente se había vuelto «concentrada, purificada, resplandeciente, sin mancha, maleable, manejable, libre de imperfecciones, imperturbable». Cuando practicamos mindfulness, aprendemos a elevar la mente por encima de sus preocupaciones habituales y la situamos en un lugar de nuestra elección a fin de iluminar algún aspecto de nuestra vida. Estamos entrenando la mente para ser ligera, poderosa y flexible, pero también capaz de concentrarse en lo que le pedimos que se centre.

El Buda habló de domesticar la mente; dijo que era como domar a un elefante salvaje del bosque. Así como un elefante indómito puede hacer daño, pisotear las cosechas y herir a la gente, también la mente indómita y caprichosa puede causarnos daño, a nosotros y a quienes nos rodean. Nuestras mentes humanas poseen una capacidad y un poder mucho mayores de lo que imaginamos. Mindfulness es una herramienta potente para entrenar la mente, permitiéndonos acceder y usar el verdadero potencial de la mente para el discernimiento, la bondad y la creatividad.

El Buda señaló que cuando un elefante salvaje es capturado por primera vez y sacado de la selva, hay que atarlo a una estaca. En el caso de nuestra mente, esa estaca toma la forma de aquello en lo que nos concentremos en nuestra práctica de mindfulness; por ejemplo, la respiración, un bocado de comida, o nuestra postura. Anclamos la mente, pero devolviéndola una y otra vez a una cosa; esto calma la mente y la libera de distracciones.

Un elefante salvaje tiene muchos hábitos salvajes; se escapa cuando los humanos se acercan; ataca cuando está asustado. Nuestra mente es similar. Si siente el peligro, huye alejándose del presente. Podría huir a una fantasía placentera, a pensamientos de venganza futura, o simplemente adormecerse. Si está asustada, puede atacar a otras personas en un momento de ira, o puede atacar por dentro, mediante una autocrítica silenciosa pero corrosiva.

En tiempos del Buda, los elefantes eran entrenados para ir a la batalla, para obedecer órdenes sin huir del estruendo y el caos de la guerra. Del mismo modo, una mente formada en el mindfulness puede permanecer firme bajo las condiciones rápidamente cambiantes de la vida moderna. Una vez nuestra mente está domesticada, podemos permanecer tranquilos y estables mientras nos enfrentamos a las inevitables dificultades que el mundo nos trae. Con el tiempo no huiremos de los problemas, sino que los consideraremos como una forma de comprobar y fortalecer nuestra estabilidad física y mental.

Mindfulness nos ayuda a darnos cuenta de los patrones mentales habituales y condicionados de huida, permitiéndonos desarrollar una manera alternativa de estar en el mundo. Esa alternativa es descansar nuestra consciencia en los sucesos reales del momento presente: en los sonidos captados por el oído, las sensaciones que siente la piel, los colores y formas que distinguen los ojos. Mindfulness ayuda a estabilizar el corazón y la mente para que no se vean sacudidos por las cosas inesperadas que aparecen en nuestra vida. Si practicamos mindfulness con la paciencia y el tiempo suficientes, acabaremos interesándonos en todo lo que sucede, sintiendo curiosidad acerca de lo que podemos aprender incluso de las adversidades y, en última instancia, incluso de nuestra propia muerte.

3. Mindfulness es beneficioso para el medio ambiente

La mayor parte de esta actividad mental, dando vueltas sin parar por los reinos del pasado, el futuro y la vida de fantasía, no solo carece de sentido, sino que es destructiva. ¿Por qué? Pues... porque toda esa actividad es alimentada por un combustible ecológicamente dañino. Ese combustible es la ansiedad.

Podrías preguntarte: ¿cómo se relaciona la ansiedad con la ecología? Cuando hablamos de ecología, solemos pensar en el mundo de las relaciones físicas entre los seres vivos, las relaciones entre las bacterias, los hongos, plantas y animales en un bosque. Ahora bien, las relaciones ecológicas se basan en el intercambio de energía, y la ansiedad es una energía.

Podríamos ser conscientes de que si una madre está siempre ansiosa, podría afectar negativamente a su hijo nonato, a través de cambios en el flujo sanguíneo y en los nutrientes y hormonas que bañan al bebé. De la misma manera, cuando nos sentimos ansiosos, esa condición afecta a la multitud de «seres» vivos que hay dentro de nosotros: nuestro corazón, nuestro hígado, nuestro instinto, los miles de millones de bacterias de nuestro intestino, nuestra piel... Los efectos negativos de nuestro miedo y ansiedad no se limitan al contenedor de nuestro cuerpo. Nuestra ansiedad también afecta a todos los que están en contacto con nosotros. El miedo es un estado de ánimo muy contagioso, que se propaga rápidamente a través de familias, comunidades y naciones enteras.

La atención implica descansar la mente en un lugar donde no haya ansiedad, ni miedo; de hecho, en ese lugar encontramos lo contrario. Descubrimos el ingenio, la valentía y una felicidad silenciosa.

¿Dónde está ese «lugar»? No es una ubicación geográfica. No es un lugar en el tiempo. Es el tiempo y el lugar que fluyen del momento presente. La ansiedad es alimentada por pensamientos del pasado y del futuro. Cuando soltamos esos pensamientos, dejamos atrás la ansiedad y nos encontramos a gusto. ¿Cómo soltamos los pensamientos? Los soltamos al retirar temporalmente la energía de la función pensante de la mente y redirigirla a la función de consciencia de la mente. Esta infusión deliberada de consciencia es la esencia de la atención. Una consciencia relajada y alerta es el antídoto contra la ansiedad y el miedo, tanto de los nuestros como de los demás. Es una forma ecológicamente beneficiosa de vivir una vida humana; mejora la atmósfera.

4. Mindfulness crea intimidad

Nuestra hambre esencial no es de comida, sino de intimidad. Cuando nos falta la intimidad en nuestras vidas, nos sentimos aislados de otros seres, solos, vulnerables y no amados en el mundo.

Habitualmente buscamos a otras personas para que satisfagan nuestras necesidades de intimidad; sin embargo, nuestras parejas y amigos no siempre pueden estar ahí para nosotros de la manera que necesitamos. Afortunadamente, una profunda experiencia de intimidad nos es siempre accesible: todo lo que requiere es que le demos la vuelta y avancemos hacia la vida. Para ello hará falta coraje. Tenemos que abrir de manera intencionada nuestros sentidos, volviéndonos deliberadamente conscientes de lo que está sucediendo interiormente en nuestro cuerpo y corazón/mente, y también fuera, en nuestro entorno.

Mindfulness es una herramienta, en apariencia simple, para ayudarnos a ser conscientes. Es una práctica que nos ayuda a despertar, a estar presentes y a vivir la vida más plenamente. Ayuda a llenar los huecos de nuestros días, las numerosas ocasiones en que funcionamos inconscientemente y no estamos presentes en grandes porciones de nuestra vida. También es una práctica que nos ayudará a cerrar la frustrante brecha, el escudo invisible que parece existir entre nosotros y los demás.

5. Mindfulness detiene nuestra lucha y conquista el miedo

La atención nos ayuda a estar presentes en experiencias que no son placenteras. Nuestra tendencia habitual es tratar de ordenar el mundo y a otras personas para que nos sintamos cómodos. Gastamos mucha energía tratando de hacer que la temperatura a nuestro alrededor sea la adecuada, la iluminación, la adecuada, la fragancia en el aire, la adecuada, la comida, la adecuada, que nuestras camas y sillas tengan la suavidad adecuada, los colores de nuestras paredes sean los adecuados, los jardines alrededor de nuestras casas, los adecuados, y que las personas que nos rodean –nuestros hijos, parejas íntimas, amigos, compañeros de trabajo e incluso mascotas– sean las adecuadas.

Pero, por mucho que lo intentemos, las cosas no se quedan como a nosotros nos gustaría. Tarde o temprano, nuestro hijo tiene una rabieta, la cena se quema, la calefacción se estropea, enfermamos... Si somos capaces de permanecer presentes y abiertos, incluso de aceptar las experiencias y personas que no nos resultan cómodas, estas perderán su poder para asustarnos y hacernos reaccionar o huir. Si pudiéramos hacerlo una y otra vez, obtendríamos un asombroso poder, un tipo de poder que escasea en el mundo humano: ser felices a pesar de que las condiciones cambien constantemente.

6. Mindfulness sostiene nuestra vida espiritual

Las herramientas de mindfulness son una invitación a trasladar la atención a las muchas y pequeñas actividades de la vida. Es de particular ayuda para las personas que desean cultivar una vida espiritual en medio de todas las distracciones de la vida moderna. El maestro Zen Suzuki Roshi dijo: «Zen es no algún tipo de emoción, sino concentrarnos en nuestra vida cotidiana ordinaria». La práctica de mindfulness devuelve la consciencia a este cuerpo, a este momento, a este lugar. Aquí es exactamente donde podemos ser alcanzados por la presencia eterna que llamamos lo Divino. Cuando somos conscientes, estamos apreciando cada momento de la vida particular que se nos ha concedido. La atención es una manera de expresar nuestra gratitud por un regalo que nunca podremos pagar. Mindfulness puede convertirse en una constante oración de gratitud.

Los místicos cristianos hablan de una «vida continua de oración». ¿Qué podría significar esto? ¿Cómo iba a ser posible cuando nos vemos arrastrados por el tráfico rápido de la vida moderna, recortando gastos continuamente, sin tiempo suficiente para hablar con nuestra propia familia, y mucho menos con Dios?

La verdadera oración no es pedir, es escuchar. Escucha profunda. Cuando escuchamos profundamente, descubrimos que incluso el «sonido» de nuestros propios pensamientos es perturbador, llegando a resultar molesto. Soltando los pensamientos, entramos en una quietud interior y receptividad más profundas. Si este silencio abierto se puede mantener en nuestro núcleo, entonces ya no nos confundiremos al tratar de clasificar y elegir entre nuestras innumerables voces internas que compiten entre sí. Nuestra atención ya no estará atrapada en el enredo emocional interno; se dirigirá hacia el exterior. Estaremos buscando lo Divino en todas las ocasiones, escuchando lo Divino en todos los sonidos, rozados por lo Divino en todos los contactos. A medida que las cosas se muevan hacia nosotros, responderemos apropiadamente, y luego volveremos a descansar en nuestro silencio interior. Esta es una vida vivida en la fe, en la fe en la Mente Única, una vida de oración continua.

Cuando infundimos mindfulness a una actividad rutinaria, y luego a otra, y a otra más, estamos despertando al misterio de cada momento, incognoscible hasta que llega. A medida que las cosas avanzan, estamos listos para recibir y responder. Somos receptivos a lo que la Gran Presencia nos ofrece, momento a momento. Son regalos sencillos: el calor que se propaga a través de nuestros manos mientras sostenemos una taza de té, miles de pequeñas caricias mientras la ropa roza nuestra piel, la música compleja de las gotas de lluvia, una respiración más... Cuando seamos capaces de prestar toda la atención a la verdad viva de cada momento, cruzaremos el umbral que da paso a una vida de oración continua.

Malentendidos sobre mindfulness

Aunque se habla mucho de mindfulness, la gente puede malinterpretarlo con facilidad. En primer lugar, se puede creer erróneamente que practicar mindfulness significa pensar mucho en algo. En mindfulness usamos el poder de pensamiento de la mente solo para iniciar la práctica («Sé consciente de tu postura hoy») y para recordarnos que regresemos a la práctica cuando la mente inevitablemente deambule durante el día («Devuelve tu consciencia a tu postura»). Sin embargo, una vez que seguimos las instrucciones de la mente y comenzamos a usar el método, podemos dejar ir los pensamientos. Cuando la mente pensante se calla, se transforma en consciencia abierta... Entonces estamos anclados en el cuerpo, en alerta y presentes.

El segundo malentendido sobre mindfulness es que significa hacer todo muy lentamente. La velocidad con la que hacemos las cosas no es la cuestión. Es posible realizar una tarea lentamente y, aun así, estar desatento. En realidad, cuando nos movemos más rápido, a menudo necesitamos estar más atentos si queremos evitar errores. Para usar algunas de las herramientas de mindfulness que aparecen en este libro, tal vez necesites ir más despacio, por ejemplo, mientras se practica el comer atentamente. Pero en otros ejercicios se te pedirá que reduzcas la velocidad brevemente, a fin de unificar mente y cuerpo antes de reemprender tus actividades cotidianas: por ejemplo, descansando la mente durante tres respiraciones. Otras tareas se pueden realizar a cualquier velocidad, como el ejercicio que implica prestar atención a las plantas de los pies al sentarse, caminar o correr.

Un tercer malentendido muy común es pensar en mindfulness como un programa de ejercicios de tiempo limitado, como un período de 30 minutos de meditación sentada. La atención es útil en la medida en que se propaga por todas las actividades de nuestra vida, aportando la luz de una mayor consciencia, curiosidad, y una sensación de descubrimiento de las actividades mundanas de la vida, como conseguir levantarse por la mañana, cepillarse los dientes, entrar o salir por una puerta, contestar el teléfono, escuchar hablar a alguien...

Cómo usar este libro

Este libro ofrece una amplia variedad de maneras de aportar mindfulness a la vida cotidiana; las llamamos «ejercicios de mindfulness». También puedes pensar en ellos como «semillas» de mindfulness, semillas para plantar y hacer crecer la atención en los muchos rincones y esquinas de tu vida, semillas que puedes observar mientras crecen y dan fruto a diario.

Cada ejercicio consta de varias secciones. Primero hay una descripción de la tarea y algunas ideas sobre cómo recordarse a uno mismo realizarla durante el día y la semana. A continuación hay una sección titulada «Descubrimientos», que incluye las observaciones, percepciones o dificultades de las personas con la tarea, junto con cualquier hallazgo relevante de la investigación. En la sección titulada «Lecciones más profundas» exploro los temas y lecciones de vida más amplias relacionadas con el ejercicio. Cada ejercicio es como una ventana, lo que nos da una vislumbre de lo que sería una vida despierta. Por último, hay algunas «Palabras finales», que resumen el ejercicio o tratan de inspirarte para que sigas dejando que se desarrolle.

Una manera de usar el libro es empezar cada semana por leer solo la descripción de la tarea y recordarte a ti mismo que la hagas. ¡No mires más adelante! Cuelga o pega tus recordatorios de palabras o imágenes allí donde puedas verlos durante el día para recordar la tarea. Entre semana puedes leer la sección de «Descubrimientos» sobre ese ejercicio en particular para ver qué experiencias y puntos de vista han tenido otras personas al intentarlo. Eso podría cambiar tu manera de enfocar el ejercicio. Al final de la semana puedes leer la sección «Lecciones más profundas» antes de pasar a un nuevo ejercicio.

Tal vez quieras intentar lo que hacemos en el monasterio: comenzamos con el primer ejercicio de atención y continuamos a lo largo del año en orden, practicando cada ejercicio durante una semana. Podrías empezar uno nuevo cada lunes y terminar de leer o escribir sobre ello el domingo siguiente. También puedes saltar a un ejercicio o tema específico si te parece adecuado para las condiciones de tu vida esa semana. A veces seguimos intentando la misma práctica de mindfulness durante dos o tres semanas en el caso de que siga produciendo perspicacias, o si nos gustaría mejorarla.

Es divertido realizar estas prácticas con otras personas, como hacemos en el monasterio. Puedes formar un grupo de práctica de mindfulness que haga un ejercicio para usarlo durante una o dos semanas y luego reunirte con ellos de nuevo para que puedan compartir lo que han aprendido. Nos reímos mucho en nuestras discusiones semanales. Es importante tomarse a la ligera nuestros «fracasos». Cada persona tiene diferentes experiencias, puntos de vista e historias divertidas que contar sobre sus intentos –y fracasos– al abordar estos ejercicios.

Hace unos 20 años que en el monasterio iniciamos la práctica de utilizar una nueva herramienta o tarea de mindfulness. La idea surgió de un hombre que había vivido en una comunidad que seguía las enseñanzas del místico G.I. Gurdjieff. Explicó que no importaba si lo lograbas o no. A veces, no hacer el ejercicio puede enseñarte más que hacerlo, porque tienes que ver por qué no lo hiciste. ¿Qué había detrás de esto: la pereza, las viejas aversiones o simplemente estar en Babia? La cuestión es ir viviendo más y más de manera consciente. Gurdjieff llamó a esto «recuerdo de sí». En el budismo lo llamamos despertar a nuestra verdadera naturaleza. Es despertar a nuestra vida tal cual, no a la fantasía que a menudo vivimos en nuestra mente.

Recordatorios

A lo largo de los años hemos descubierto que la parte más difícil de nuestras prácticas semanales de mindfulness es acordarnos de hacerlas. Así que hemos inventado varias maneras de recordárnoslo a nosotros mismos durante todo el día y la semana. A menudo pegamos palabras o pequeñas imágenes por el monasterio donde es probable que nos encontremos con ellas. Puedes ver ejemplos de recordatorios en www.shambhala.com/howtotrain, pero por favor sé creativo e inventa los tuyos propios.

Un cuaderno de práctica de mindfulness

Para ayudarte a obtener el máximo provecho de estas prácticas, te recomiendo que utilices un cuaderno para anotar lo que experimentas y aprendes mientras trabajas en cada ejercicio de mindfulness. Si estás trabajando con el libro en grupo, puedes llevar el cuaderno a las sesiones de discusión para recordar a los participantes los descubrimientos que hicieron y los obstáculos que encontraron. Tener un cuaderno en el escritorio o mesita de noche también ayuda como recordatorio para realizar la práctica de la semana.

Continuar

Esperamos que una vez que usemos una herramienta de mindfulness durante una semana, se integre en nosotros y se convierta en parte de nuestra capacidad de expansión constante de la atención plena; sin embargo, siendo humanos como somos, a menudo volvemos a los viejos comportamientos y patrones de hábitos inconscientes. Esa es la razón por la que en el monasterio hemos continuado usando esas prácticas de mindfulness durante dos décadas, inventando otras nuevas. Este es uno de los aspectos más maravillosos del camino de mindfulness y el despertar. ¡No tiene fin!

1. Utiliza tu mano no dominante

El ejercicio:

Utiliza tu mano no dominante para algunas tareas ordinarias cada día. Entre estas podrían estar cepillarse los dientes, peinarse o comer con la mano no dominante durante al menos una parte de cada comida. Si estás preparado para un gran desafío, intenta usar la mano no dominante cuando escribas o cuando comas con palillos chinos.

Recordándote a ti mismo

Una forma de recordar esta tarea a lo largo del día es ponerte una tirita en tu mano dominante. Cuando la notes, cambias de mano y utilizas la no dominante. También puedes pegar un letrero pequeño en el espejo del baño que diga: «Mano izquierda» (si eres diestro). O pega con cinta adhesiva un recorte de papel de una mano en tu espejo, refrigerador o escritorio, dondequiera que sea más probable que lo veas.

Otra opción es pegar con cinta adhesiva algo en el mango de tu cepillo de dientes, recordándote que te cepilles los dientes con la mano no dominante.

Descubrimientos

Este experimento siempre evoca risas. Descubrimos que la mano no dominante es bastante torpe. Usarla nos devuelve a lo que los maestros Zen llaman «mente de principiante». Nuestra mano dominante podría tener 40 años de edad, pero la mano no dominante es mucho más joven, tal vez de dos o tres años de edad. Hemos de aprender de nuevo cómo sostener un tenedor y cómo llevárnoslo a la boca sin clavárnoslo. Podríamos empezar a cepillarnos los dientes muy torpemente, con la mano no dominante, y cuando no estemos atentos nuestra dominante, ¡se alzará y tomará el cepillo de dientes o el tenedor! Es como una hermana mayor mandona que dice: «Oye, pequeño torpe, ¡déjame hacerlo por ti!».

Luchar utilizando la mano no dominante puede despertar nuestra compasión por cualquier persona que sea torpe o inexperta, como una persona que padezca discapacidades, lesiones o un derrame cerebral. Por un instante vemos lo mucho que damos por sentado las decenas de movimientos simples que mucha gente no puede hacer. Utilizar palillos chinos con la mano no dominante es una experiencia de humildad. Si quieres comer en menos de una hora y no acabar derramando comida por todas partes, tienes que estar muy atento.

Lecciones más profundas

Esta tarea ilustra lo fuertes e inconscientes que son nuestros hábitos y lo difícil que resulta modificarlos sin consciencia y determinación. Esta tarea nos ayuda a introducir la mente de principiante en cualquier actividad –como comer– que hagamos varias veces al día, a menudo con una consciencia parcial.

El uso de la mano no dominante revela nuestra impaciencia. Puede ayudarnos a ser más flexibles y a descubrir que nunca somos demasiado viejos para aprender nuevos trucos. Si practicamos utilizar la mano no dominante con frecuencia, con el tiempo podremos observar el desarrollo de nuestra habilidad. Llevo varios años practicando con la mano izquierda y ahora me olvido de cuál es la mano «adecuada» que debo utilizar. Esto podría tener beneficios prácticos. Si pierdo el uso de mi mano dominante, como hicieron algunos de mis parientes después de los derrames cerebrales, no quedaré «incapacitada». Cuando desarrollamos una nueva habilidad, nos damos cuenta de que hay muchas otras habilidades latentes dentro de nosotros. Este conocimiento puede despertar la confianza de que, con la práctica, podemos transformarnos a nosotros mismos de muchas maneras, acercándonos a una mayor flexibilidad y libertad en la vida. Si estamos dispuestos a hacer el esfuerzo, con el tiempo podremos despertar las habilidades que surjan de la sabiduría natural dentro de nosotros y dejarlas operar en nuestra vida cotidiana.

El maestro Zen Suzuki Roshi dijo: «En la mente de principiante hay muchas posibilidades, pero en la del experto hay menos». Mindfulness nos permite seguir regresando a las ilimitadas posibilidades que siempre están emergiendo del gran lugar de nacimiento que es el momento presente.

Palabras finales: para aportar posibilidades a tu vida, despliega la mente de principiante en todas las situaciones.

2. Palabras de relleno

El ejercicio:

Sé consciente del uso de palabras y frases «de relleno», y trata de eliminarlas de tu discurso. Los rellenos son palabras que no añaden significado a lo que estás diciendo, como «esto...», «ah», «así que», «vale», «como», «ya sabes», «más o menos» y «o así». En nuestro vocabulario entran otras palabras de relleno de vez en cuando. Las últimas adquisiciones podrían incluir «básicamente» y «de todos modos».

Además de eliminar las palabras de relleno, averigua si puedes descubrir por qué tiendes a usarlas, en qué situaciones y con qué propósito.

Recordándote a ti mismo

Al principio resulta humillante y difícil percatarse del uso que hacemos de palabras de relleno. Probablemente deberás pedir la ayuda de amigos o familiares. A los niños les encantará pillar y corregir a sus padres usando palabras de relleno. Pídeles que levanten la mano cuando escuchen una palabra de relleno. Al principio, las manos se levantarán con una frecuencia molesta, de lo inconsciente que es este hábito que podemos tener, ¡y pide que te digan qué palabra de relleno acabas de pronunciar!

Otra manera de poder escuchar las palabras de relleno que usas y su frecuencia es grabándote a ti mismo hablando. Pídele a un compañero de cuarto, cónyuge o hijo que use su teléfono o cámara de vídeo para grabarlo mientras mantienes una conversación o hablas por teléfono. Reprodúcelo y haz una tabla con los rellenos que utilizas y su frecuencia.

Descubrimientos

En el monasterio hemos visto que esta es una de las prácticas más desafiantes que tenemos. Resulta frustrante y difícil escuchar tus propias palabras de relleno y atraparlas antes de pronunciarlas, a menos que seas un orador entrenado. En los clubes de Toastmasters (grupos que se entrenan para hablar en público) hay personas asignadas a contar palabras de relleno durante las charlas, ayudando a los socios a aprender a ser oradores eficaces. Una vez que empieces a escuchar palabras de relleno, las escucharás en todas partes, en la radio y la televisión y en las conversaciones diarias. Se estima que un adolescente medio usa palabras de relleno ¡200.000 veces al año! También notarás qué oradores no las usan y te darás cuenta de cómo la ausencia de palabras de relleno hace que un discurso sea más efectivo y poderoso. Por ejemplo, escucha los discursos de Martin Luther King, el Dalái Lama, o los discursos del presidente Barack Obama, prestando atención a las posibles palabras de relleno.

Las palabras de relleno parecen cumplir varias funciones. Ocupan espacio, diciéndole al oyente que vas a empezar a hablar, o que no has terminado de hacerlo todavía: «Así que... Le dije lo que pensaba de su idea y luego, eh... dije, como, ya sabes...». Las palabras de relleno también suavizan lo que decimos, haciéndolo menos definitivo o agresivo: «Así que de todos modos, yo, ya sabes, creo que debería, básicamente, seguir adelante con este proyecto». ¿Tenemos miedo de provocar una reacción o de ser incorrectos? No querríamos un presidente o un médico que hablase de una manera tan vaga. Las palabras de relleno pueden convertirse en un obstáculo para la audiencia cuando diluyen el significado de tal manera que lo hacen ininteligible. «Jesús dijo: "Amarás a tu prójimo, ya sabes, esto... como, como... eh… a ti mismo"».

Lecciones más profundas

Las palabras de relleno se han vuelto muy comunes en los últimos 50 años. ¿Se debe esto a que las escuelas ponen menos énfasis en una forma de hablar precisa, en la dicción y en las capacidades de debatir? ¿O es que en la sociedad multicultural y postmoderna de hoy en día, donde la verdad es a menudo considerada como relativa, hablamos a propósito de una manera menos clara? ¿Tenemos miedo de decir algo que podría ser políticamente incorrecto o provocar una reacción en nuestra audiencia? ¿Estamos cayendo en el relativismo moral? Si esta tendencia continúa, acabaremos diciendo: «Robar es algo así como, en cierto modo, incorrecto».

Cuando nuestra mente está clara, podemos hablar con franqueza, de manera precisa y sin insultar a nadie.

Esta herramienta de mindfulness muestra cuán atrincherados están los comportamientos inconscientes y lo difícil que resulta cambiarlos. Hábitos inconscientes como el uso de las palabras de relleno son solo eso: inconscientes. Mientras permanezcan inconscientes, será imposible cambiarlos. Ahora bien, cuando llevamos la luz de la consciencia a un patrón de comportamiento, comenzamos a tener algo de espacio para trabajar en su modificación. Incluso entonces, es muy difícil cambiar un comportamiento arraigado. En cuanto dejemos de trabajar de manera activa para cambiar un hábito indeseado, este regresará rápidamente. Si queremos cambiarnos a nosotros mismos, si queremos realizar nuestro potencial, necesitamos bondad, determinación y una práctica constante y sostenida.

Palabras finales: «Creo que estáis todos iluminados hasta que abrís la boca». (Maestro Zen Suzuki Roshi)

3. Aprecia tus manos

El ejercicio:

Varias veces al día, cuando tengas las manos ocupadas, obsérvalas como si pertenecieran a un extraño. Míralas también cuando estén quietas.

Recordándote a ti mismo

Escribe la palabra «Obsérvame» en el dorso de la mano. Si tu trabajo te imposibilita lo anterior, ponte un anillo que normalmente no uses (si no se te permite usar anillos, por ejemplo, porque trabajas en un quirófano, puedes usar el tiempo de lavarte las manos o ponerte guantes quirúrgicos para darte cuenta de tus manos, como si perteneciesen a un extraño).

Si por lo general no usas esmalte de uñas, podrías recordarte a ti misma que debes tener cuidado con tus manos pintándote las uñas durante una semana. O, si usas esmaltes, podrías utilizar un color inusual.

Descubrimientos

Nuestras manos son muy hábiles en todo tipo de tareas, y pueden hacer muchas de ellas por sí mismas, sin mucha dirección de nuestra mente. Es divertido verlas trabajar, viviendo su propia vida. ¡Las manos pueden hacer tantas cosas! Las dos manos pueden trabajar juntas o hacer cosas diferentes al mismo tiempo.

Al hacer este ejercicio nos dimos cuenta de que cada persona tiene gestos característicos con las manos. Las manos nos saludan cuando hablamos, casi por sí mismas. Nos damos cuenta de que nuestras manos cambian con el tiempo.

Mírate las manos e imagínalas cómo eran cuando eras un bebé, luego imagínalas cambiando a medida que crecías, hasta que alcancen el momento y el estado actual. Entonces imagínalas envejecer, quedarse sin vida cuando mueras, y luego disolverse de nuevo en la tierra.

Nuestras manos nos cuidan incluso cuando estamos dormidos: levantan las mantas, sostienen el cuerpo a nuestro lado y apagan el despertador.

Lecciones más profundas

Nos están cuidando todo el tiempo. Algunos maestros Zen dicen que la forma en que el cuerpo cuida de nosotros, sin que nos demos cuenta de ello, es un ejemplo del hermoso y continuo funcionamiento de nuestra naturaleza original, la bondad y la sabiduría inherentes de nuestro ser. Nuestra mano se retira del fuego antes de que incluso registremos el calor, nuestros ojos parpadean antes de que seamos conscientes de un sonido agudo, nuestra mano se extiende para atrapar algo antes de que sepamos que está cayendo. Las manos derecha e izquierda trabajan juntas, cada una haciendo su mitad de una tarea. Al secar los platos, una mano sostiene el plato y la otra el trapo de secar. Al cortar con un cuchillo, una mano sostiene la verdura mientras la otra corta. Cooperan para lavarse entre sí.

Hay un *koan* (una historia de enseñanza Zen) sobre el

bodhisattva de la compasión, que se llama Kanzeon en japonés, Kuan Yin en chino. A menudo se le representa con mil ojos, para ver a cada persona que necesita consuelo, y mil manos, cada una sosteniendo un instrumento diferente para ayudarla. A veces incluso hay un ojo en la palma de cada mano. La historia es esta:

> Un día el monje Zen Ungan le preguntó al maestro Zen Dogo: «¿Cómo es que el *bodhisattva* Kanzeon tiene tantas manos y ojos?».
>
> Respondió Dogo: «Es como un hombre en mitad de la noche buscando la almohada detrás de su cabeza».

Uno de mis alumnos es lutier, y tuvo una idea sobre esta historia. Trabajando dentro del cuerpo de una guitarra en un punto que no podía ver, se dio cuenta de que sus manos tienen «ojos». Pueden «ver» la superficie que están tocando, con detalle, y trabajar en ella, incluso en la oscuridad. Su ojo interno y su mano estaban trabajando juntos maravillosamente, igual que un hombre dormido «ve» su almohada y sus manos se extienden naturalmente para llegar a ella bajo su cabeza. En el Zen decimos que esto muestra la forma en que nuestra sabiduría innata y compasión trabajan juntas cuando nuestra mente no se interpone en su camino.

Cuando percibimos claramente la unidad de toda la existencia, comprendemos que todas las cosas están trabajando juntas, como las manos y los ojos. De la misma manera que

nuestras manos no lastimarían nuestros ojos, nuestra naturaleza no nos lastimaría a nosotros mismos ni a los demás.

Palabras finales: las dos manos trabajan juntas sin esfuerzo
para lograr muchas cosas maravillosas, y nunca se hacen
daño la una a la otra. ¿Podría esto hacerse realidad entre
dos seres humanos?

4. Cuando comas, come

El ejercicio:

Esta semana, cuando estés comiendo o bebiendo, no hagas nada más. Siéntate y tómate el tiempo necesario para disfrutar de lo que estás consumiendo. Abre todos los sentidos mientras comas o bebas. Observa los colores, las formas, las texturas de la superficie. Atiende a los olores y sabores de tu boca. Escucha los sonidos de comer y beber.

Recordándote a ti mismo

Pon una nota en la mesa donde comes que diga: «Solo come». Pon también esta nota en cualquier lugar donde puedas comer un bocadillo.

Pon notas igualmente en objetos que tienden a distraerte mientras comes. Por ejemplo, en el ordenador o televisor, pon la palabra «Comer» con una X tachándola como recordatorio de que no debes comer mientras lo utilizas.

Descubrimientos

Esta no es una tarea fácil para la mayoría de las personas. Si estás en movimiento, yendo de un lugar a otro y das un sorbo de té o café, vas a tener que detenerte, encontrar un lugar para sentarte, y saborearlo. Si estás trabajando con el ordenador, vas a tener que apartar las dos manos del teclado y los ojos de la pantalla para saborear un sorbo de café.

Comer se ha convertido en parte de nuestro hábito moderno de la multitarea permanente. Cuando realizamos este ejercicio, redescubrimos cuántas otras cosas estamos haciendo a la vez mientras comemos. Comemos mientras caminamos, conducimos, vemos la tele o películas, leemos, trabajamos con el ordenador, jugamos con videojuegos y escuchamos música.

Una vez que eliminamos todas esas actividades obvias,

llegamos a un aspecto más sutil de la falta de atención: hablar mientras comemos. Nuestros padres pueden habernos regañado por hablar con la boca llena, pero aun así nos descubrimos comiendo y hablando simultáneamente. Mientras realizamos esta tarea aprendemos a alternar el comer y el hablar. En otras palabras, si quieres hablar, deja de comer, no lo hagas al mismo tiempo.

Es tan común socializar mientras se come que uno puede descubrir que se siente incómodo comiendo solo en un restaurante sin leer ni distraerse de ninguna otra manera. Podrías llegar a imaginar que la gente está pensando: «Pobrecita, no tiene amigos». Así que abres un libro o el ordenador para demostrar que estás siendo productiva y no estás «perdiendo el tiempo comiendo». Un problema con comer y hacer otras cosas es que la comida acaba convirtiéndose en una «pérdida de tiempo», además de ser un tiempo en que acabamos comiendo de más sin apercibirnos de ello.

En Japón y en algunas partes de Europa es muy grosero caminar y comer o beber al mismo tiempo. La única comida que puedes comer en Japón de pie o caminando es un cucurucho de helado, porque podría derretirse. La gente mira fijamente al extranjero grosero que compra comida rápida y camina por la calle masticando. Incluso la comida rápida se lleva a casa, se dispone de forma atractiva y se sirve en la mesa. Las comidas son momentos para reducir la velocidad y disfrutar verdaderamente de la comida, la bebida y la compañía.

Lecciones más profundas

¿Por qué nos sentimos obligados a hacer varias cosas a la vez, a no desperdiciar tiempo comiendo? Parece que nuestra autoestima se basa en lo mucho que producimos en un día, o en cuántas cosas podemos tachar de nuestra larga lista de cosas pendientes. Comer y beber son actividades que no nos hacen ganar dinero, un cónyuge, o un Premio Nobel, así que empezamos a creer que carecen de valor. Durante los talleres de comer conscientemente mucha gente dice: «Oh, yo solo como pensando en acabar y seguir con mi trabajo». ¿Y si el trabajo más importante que hacemos cada día sea estar verdaderamente presentes, aunque solo sea durante unos minutos? ¿Y si el regalo más importante que podemos hacer al mundo no fuese ningún producto, sino nuestra propia presencia?

Cuando no estamos prestando atención, es como si el alimento no existiera. Podemos limpiar nuestro plato y seguir sintiéndonos insatisfechos. Seguiremos comiendo, parando solo cuando estemos demasiado llenos e incómodos. Si comemos con atención consciente, entonces la experiencia de comer, aunque sea un bocado, se vuelve rica y variada. Entonces podemos comer hasta que nos sintamos satisfechos en lugar de comer hasta que nos sintamos plenos.

El monje Zen Thich Nhat Hanh escribe:

> Hay algunas personas que comen una naranja, pero que en realidad no la comen. Se comen su dolor, su miedo, su ira, su pasado y su futuro. No están realmente presentes, con el cuerpo y la mente unidos. Necesitas algo de formación para disfrutar [de tu comida]. Procede de todo el cosmos solo para nuestra alimentación... es un milagro.

Palabras finales: cuando comas, come. Cuando bebas, bebe. Mindfulness es el mejor condimento para tu comida y para toda tu vida. Disfruta cada bocado, ¡disfruta cada momento!

5. Cumplidos verdaderos

El ejercicio:

Una vez al día, piensa en alguien cercano –un familiar, un amigo o un compañero de trabajo– y hazle un cumplido genuino. Cuanto más cercana te sea la persona, mejor, como un hijo o un padre (no cuenta decirle a un extraño en la oficina de correos que te gusta su bufanda). Cuanto más específico sea el cumplido, mejor: «Aprecio la forma en que contestas el teléfono tan alegremente».

Estate al tanto también de cualquier cumplido que te hagan otras personas. Investiga el propósito de los cumplidos y el efecto que tienen en ti al recibirlos.

Recordándote a ti mismo

Pon la palabra «Alabanza» o «Cumplido» en lugares donde la veas durante todo el día.

Descubrimientos

Algunas personas dicen que al principio se resistieron a esta tarea, porque temían que sus comentarios no fueran genuinos. No tardaron en descubrir muchas cosas por las que podían sentirse agradecidas, y pudieron hacer el ejercicio. Algunas se dieron cuenta al realizar esta tarea de que su actitud habitual es crítica, de que solo se percatan y comentan los problemas. La adopción de esta práctica ayudó a resaltar y revertir este estado de ánimo.

Otras personas comentaron que cuando hacían cumplidos, se daban cuenta de que la persona que recibía el cumplido a menudo lo bloqueaba: «Oh, no creo que mis galletas sean tan buenas esta vez». Recibir un cumplido crea vulnerabilidad. Algunas personas pueden haberse vuelto cautelosas con los cumplidos en la adolescencia, cuando no podían estar seguras de si un cumplido era sincero o si estaba diseñado para hacer un chiste. Tal vez, también comenzaron a hacer cumplidos en broma, o a rechazar un cumplido como si fuera una broma para protegerse de una posible situación embarazosa. Una persona contó que sus padres tuvieron que enseñarle cómo recibir cumplidos, aconsejándole: «Simplemente di "gracias". Eso es todo lo que la otra persona necesita».

Otro hombre describió cómo había estudiado activamente el arte de ofrecer cumplidos porque siempre le habían dado retroinformación negativa mientras se criaba en un hogar de padres alcohólicos. Descubrió que ofrecer cumplidos «aligera las cosas y cambia la energía, tornándola positiva». También observó que sus hijos, cónyuge y empleados parecían florecer cuando les ofrecían cumplidos genuinos.

Hay algunas diferencias culturales en la forma en que se reciben los cumplidos. En estudios realizados en China y Japón, el 95% de las respuestas a los cumplidos fueron diseñadas para negar o desviar los elogios. En Asia es normal rechazar o echarse atrás frente a los cumplidos, ¡porque uno podría ser más humilde! Me falta humildad. Un marido no halagaría a su esposa delante de los demás, no sea que parezca que está alardeando.

La comunicación no violenta, una manera de abordar la resolución efectiva de conflictos, enseña que un cumplido como «Eres tan [adjetivo] ...» tiende a desconectar a las personas. Recomienda centrar los cumplidos alrededor de algo que te haya conmovido, porque este tipo de elogio fomenta un sentido de conexión e intimidad: «Me conmovió cómo te tomaste el tiempo para hornear galletas recién hechas para esta reunión. Gracias».

Este ejercicio de mindfulness nos ayuda a hacernos conscientes de la función y frecuencia de los cumplidos en nuestras relaciones con los demás. Algunos cumplidos parecen genuinos, mientras que otros parecen estar dirigidos a conseguir algo a cambio. Cuando conocemos a alguien por primera vez, o cuando estamos cortejando, se intercambian más cumplidos. Más tarde parece que subestimamos a los que están cerca de nosotros y dejamos de expresar alabanzas, gratitud o aprecio.

Lecciones más profundas

El maestro Zen Dogen escribió: «Deberías saber que las palabras bondadosas surgen de la mente bondadosa, y la mente bondadosa de la semilla de la mente compasiva. Deberías reflexionar sobre el hecho de que ese amable discurso no es solo elogiar el mérito de los demás, tiene el poder de cambiar el destino de la nación».

Las enseñanzas budistas describen tres tonos de sentimientos que experimentamos como reacción a personas, objetos o sucesos: positivo (un sentimiento de felicidad), negativo (un sentimiento de irritación) y neutro (ningún sentimiento positivo o negativo). Cuando sentimos positivamente acerca de una persona, es más probable que transmitamos un tono de sentimiento positivo hacia ella y que le hagamos cumplidos. Por ejemplo, nos inclinamos naturalmente a felicitar a alguien a quien estamos cortejando o a un lindo bebé que aún no se ha transformado en un niño obstinado.

Cuando alguien se convierte en parte del mobiliario de nuestra vida, nos olvidamos de fijarnos en lo que hace, y no se nos ocurre ofrecerle cumplidos. De hecho, solo podemos comentar lo negativo, las cosas que creemos que habría que cambiar. Sin pretenderlo, esto puede acabar transmitiendo una sensación negativa a toda la relación. La práctica de fijarse activamente en lo que una persona hace bien y ofrecer cumplidos genuinos puede añadir nueva calidez, intimidad y capacidad de respuesta a una relación.

Los elogios personales acerca de cualidades temporales o condicionadas, como la belleza, nos hacen sentir un poco incómodos. ¿Por qué es así? Porque sabemos intuitivamente que algunas cualidades, como la belleza física, son fortuitas intersecciones de los genes y las tendencias culturales actuales. No nos esculpimos nuestro hermoso rostro. Es un regalo temporal. Sabemos que, con el tiempo, se convertirá en algo con doble papada y muchas arrugas. Incluso en un año podría acabar siendo «feo». El pelo liso se vuelve popular durante unos pocos años, y las chicas con el pelo rizado pasan horas estirándoselo... y entonces el cabello rizado se pone de moda. La mayoría de las cosas por las que recibimos cumplidos son temporales: una figura delgada, capacidad atlética e incluso inteligencia. Rara vez son cualidades que nos hayamos ganado. Esta es la razón por la que los mejores cumplidos se basan en la apreciación de cómo te hizo sentir una persona.

Bajo las cualidades temporales que recogen los elogios

se encuentra nuestra verdadera naturaleza. En el budismo, esto se llama naturaleza búdica; en otras religiones se llama naturaleza divina. Es nuestra esencia. No se basa en sentimientos, características físicas ni en ningún tipo de comparación. No puede ser inflada por elogios o disminuida por la crítica. No hay nada que puedas hacer para aumentarla, ni nada que puedas sustraerle. No importa lo que hayas hecho mal o bien, no importa lo que te hayan hecho, permanece intacta. No aumenta al nacer ni disminuye al morir. Es el Eterno expresándose como tú.

Palabras finales: las palabras amables son un regalo. Crean riqueza en el corazón.

6. Escuchar los sonidos

El ejercicio:

Detente y escucha varias veces al día. Abre tu oído 360 grados, como si tus oídos fueran antenas parabólicas gigantescas. Escucha los sonidos obvios y los sutiles: en tu cuerpo, en la sala, en el edificio y fuera. Escucha como si acabaras de aterrizar en un planeta desconocido y no supieras qué es lo que causa esos sonidos. Trata de escuchar todos los sonidos como una música tocada especialmente para ti.

Recordándote a ti mismo

Pon un dibujo sencillo de una oreja en varios lugares en tu casa y en tu lugar de trabajo.

Descubrimientos

Estamos continuamente bañados en sonido, incluso en lugares que consideraríamos silenciosos, como bibliotecas o bosques. Nuestros oídos registran todos estos sonidos, pero nuestro cerebro bloquea la mayoría de ellos para que podamos concentrarnos en los importantes: la conversación, la conferencia, el programa de radio, el motor del avión, y ¿eso es el bebé llorando?

Las investigaciones indican que los bebés pueden oír cosas que los adultos no pueden. Su audición es lo suficientemente aguda para detectar los ecos sutiles que ocurren en la estela de la mayoría de los sonidos. Nosotros aprendemos a edad temprana a bloquear esos sonidos confusos.

Curiosamente, los bosquimanos africanos conservan esta capacidad, seguro que es porque viven en el muy tranquilo entorno del desierto. Los bebés también reconocen la música y las cualidades melódicas de las voces que escucharon antes de nacer.

Cuando empezamos a escuchar atentamente, se nos abre un nuevo mundo. Los sonidos que eran molestos se vuelven interesantes e incluso divertidos cuando los escuchamos como algún tipo de música alienígena. El ruido de fondo se desplaza hacia el primer plano. Descubrimos mucho ruido en la boca cuando comemos, especialmente comida picante. En casa de la vecina, el soplador/aspirador de hojas se convierte en parte de la sinfonía de un curso de sonidos. Un martillo neumático es la sección de percusión. El zumbido de la nevera se despliega conformando un tapiz de muchas notas sutiles, altas y bajas.

Lecciones más profundas

La práctica de escuchar es una manera potente de calmar la mente. Cuando nos intrigan los sonidos, queremos escuchar más atentamente. Para escuchar atentamente, hemos de pedirles a las voces en la mente que permanezcan en silencio durante un tiempo. Hemos de pedirle a la mente que no nombre («El viejo camión de John») ni hable de los sonidos («Necesita un nuevo silenciador»), pero solo para estar alerta y escuchar, como si estuviéramos escuchando esos sonidos por primera vez. De hecho, así es en realidad. Cada sonido es solo eso: completamente nuevo.

Escuchar es una excelente manera de desconectarse de las interminables reflexiones de la mente ansiosa. Tan pronto como descubras que tu mente gira en una jaula de grillos de su propia fabricación, detente y escucha la música de la habitación. Cuando estés agotado tras pasar un día entero frente al ordenador, sal, abre tu consciencia hacia la oscuridad y escucha la música de la noche.

Hay un famoso *koan* sobre el sonido. Un *koan* es una pregunta para abrir la mente a una experiencia directa de una realidad más profunda. El eminente maestro Zen japonés Hakuin asignó a sus alumnos el *koan* «¿Cuál es el sonido de una mano?». Este *koan* se ha trivializado en los tiempos modernos (y se repite incorrectamente como «¿Cuál es el sonido del aplauso de una sola mano?»), pero cuando se toma con toda seriedad, puede abrir la mente a una escucha profunda.

Reduce este *koan* a su esencia: «¿Qué es el sonido?» o solo «¿Sonido?». Cuando tu mente se haya alejado por sus interminables y retorcidos pasillos, deja que esta pregunta te la devuelva al aquí y al ahora.

Palabras finales: incluso en lo que se denomina silencio hay sonido. Para escuchar un sonido tan sutil, la mente debe permanecer muy callada.

7. Contacto cariñoso

El ejercicio:

Usa unas manos cariñosas y un contacto cariñoso, incluso con los objetos inanimados.

Recordándote a ti mismo

Ponte algo inusual en un dedo de tu mano dominante. Algunas posibilidades son: un anillo diferente, una tirita, un punto de esmalte de uñas en una uña, o una pequeña marca hecha con un lápiz de color. Cada vez que te des cuenta de la señal, recuerda usar unas manos cariñosas y un contacto cariñoso.

Descubrimientos

Cuando realizamos esta práctica, no tardamos en darnos cuenta de cuándo nosotros u otros no estamos usando unas manos cariñosas. Notamos cómo los comestibles se colocan en el carrito de la compra, el equipaje es arrojado a una cinta transportadora en el aeropuerto, y los cubiertos se tiran en un cajón. Oímos cantar los cuencos de metal cuando se apilan descuidadamente y dar portazos cuando vamos con prisa.

En nuestro monasterio se les planteó un dilema a las personas que estaban escardando el jardín: ¿Cómo podemos practicar las manos cariñosas cuando estamos arrancando una planta viva de sus raíces en la tierra? ¿Podemos mantener nuestro corazón abierto para ella, colocándola en el abono con una oración para que su vida (y la nuestra) beneficie a los demás?

Cuando era estudiante de medicina, trabajé con varios

cirujanos conocidos por su «temperamento quirúrgico». Si surgía alguna dificultad durante una operación, actuaban como niños de dos años, tirando al suelo un instrumental caro y maldiciendo a las enfermeras. Me fijé en que había un cirujano que era diferente. Se mantenía tranquilo en situaciones de estrés, pero lo más importante era que trataba los tejidos de cada paciente inconsciente como si fueran preciosos. Decidí que si necesitaba cirugía, insistiría en que me la practicase él.

A medida que realizamos esta práctica, la consciencia del contacto cariñoso se expande para incluir la consciencia no solo de cómo tocamos las cosas, sino también la consciencia de cómo somos tocados. Esto incluye no solo cómo nos tocan las manos humanas, sino también cómo nos tocan nuestras ropas, el viento, la comida y la bebida en nuestra boca, el suelo bajo nuestros pies y muchas otras cosas.

Sabemos cómo usar las manos cariñosas y el tacto. Tocamos a bebés, a perros fieles, a niños llorones y a amantes con ternura y cuidado. ¿Por qué no usamos el amor para tocar todo el tiempo? Esta es la cuestión esencial de mindfulness. ¿Por qué no puedo vivir así todo el tiempo? Una vez que descubrimos cuán rica es nuestra vida cuando estamos más presentes, ¿por qué volvemos a caer en nuestros antiguos hábitos y separación?

Lecciones más profundas

Estamos siendo tocados todo el tiempo, pero no somos conscientes de ello casi nunca. El tacto suele entrar en nuestra consciencia solo cuando es incómodo (una piedra en la sandalia) o va asociado con el deseo intenso (cuando ella o él besa por primera vez). Cuando comencemos a abrir nuestra consciencia a todas las sensaciones táctiles, tanto internas como externas, podríamos sentirnos asustados; puede resultar abrumador.

Normalmente somos más conscientes de usar el contacto cariñoso con la gente que con los objetos. Sin embargo, cuando tenemos prisa o estamos molestos con alguien, lo convertimos en un objeto. Salimos corriendo de casa sin despedirnos de esa persona a quien amamos, ignoramos el saludo de un compañero de trabajo debido a un desacuerdo del día anterior. Así es como otras personas se convierten en objetos, en una molestia, en un obstáculo y, en última instancia, en un enemigo.

En Japón, los objetos son a menudo personificados. Muchas cosas son honradas y tratadas con amor, cosas que nosotros consideraríamos inanimadas y, por tanto, no merecedoras de respeto, y mucho menos de amor. El dinero se entrega a los cajeros con las dos manos, las escobillas para batir el té tienen nombres personales, a las agujas de coser rotas se les ofrece un funeral, y se las entierra en un suave bloque de tofu, el prefijo honorífico «o-» se adjunta a cosas mundanas como el dinero (*o-kane*), agua (*o-mizu*), té (*o-cha*), e incluso a los palillos chinos (*o-hashi*). Esto puede tener su origen en la tradición sintoísta de honrar a los *kami* o espíritus que residen en las cascadas, en grandes árboles y montañas... Si el agua, la madera y la piedra son considerados sacros, entonces todas las cosas que surgen de ellos también son sacras.

Mis maestros Zen me enseñaron, a través del ejemplo, cómo tratar las cosas como si estuvieran vivas. El maestro Zen Maezumi Roshi abría sobres, incluso correo basura, usando un abrecartas para hacer un corte limpio, y extrayendo el contenido con cuidado. Le molestaba que la gente usase los pies para mover los cojines de meditación por el suelo, o que se golpease los platos contra la mesa. «Puedo sentirlo en el cuerpo», dijo en una ocasión. Mientras que la mayoría de los sacerdotes modernos usan perchas, el maestro Zen Harada Roshi se tomaba su tiempo para doblar el hábito de monje cada noche y para «plancharlo» debajo de su colchón o maleta. El hábito que utilizaba a diario siempre presentaba una textura almidonada. Tiene a su cuidado hábitos de cientos de años. Él trata cada hábito como el hábito del Buda.

¿Podemos imaginar la consciencia del tacto de los seres iluminados? ¿Cuán sensible y amplio puede ser su campo de consciencia? Jesús se dio cuenta inmediatamente cuando una mujer enferma tocó el borde de su manto y fue curada.

Palabras finales: «Cuando prepares arroz, sirvas agua, o cualquier otra cosa, has de tener la misma preocupación por la salud y el bienestar de los demás que un padre criando a un hijo». (Maestro Zen Dogen)

8. Esperar

El ejercicio:

Cada vez que te encuentres esperando, cuando estés en la cola de la tienda, esperando a alguien que llega tarde, o aguardando a que desaparezca el icono «por favor, espere» en la pantalla de tu ordenador, tómatelo como una oportunidad para practicar mindfulness, meditación o la oración.

Existen varias y buenas prácticas de mindfulness para el tiempo de espera. Permanecemos conscientes de la respiración, comenzando con unas pocas respiraciones profundas para ayudar a disipar la tensión corporal por tener que esperar, o la posibilidad de que alguien a quien estés esperando llegue tarde. Encuentra el lugar en tu cuerpo donde seas más consciente de la respiración –fosas nasales, pecho o vientre– y sitúa tu atención en las sensaciones en esa área, notando cómo cambian continuamente.

Otra práctica útil para el tiempo de espera es escuchar los sonidos, abriendo y expandiendo su audición a toda la habitación. Otras buenas prácticas incluyen benevolencia para el cuerpo y relajación en la espiración: cada vez que espires observa cualquier tensión o tensión adicional en el cuerpo –alrededor de los ojos o la boca, en los hombros o el vientre– y permite que se ablande. Cuando notes que te molesta tener que esperar, recuérdate a ti mismo: «¡Esto es fantástico! Dispongo de un tiempo inesperado para practicar mindfulness».

Recordándote a ti mismo

Pon una pequeña nota o una cinta adhesiva con la letra E (para la «práctica de la espera») en los dispositivos de cronometraje que consultes a lo largo del día, como tu reloj, el reloj de fichar... tu coche, o tu móvil. Pon una E también en la pantalla del ordenador o en el ratón.

Descubrimientos

Descubrí esta práctica cuando era nueva en la meditación, cuando trabajaba 72 horas semanales como interna residente en un ajetreado hospital del condado, con apenas tiempo para ir al baño. Dos maestros Zen vinieron de visita al hospital. Me apresuré a entrar en la sala de espera, murmurando disculpas por hacerlos esperar: «No te preocupes –dijo uno de ellos–. Nos dio tiempo extra para sentarnos». («Sentarse» es la jerga Zen para indicar meditación sentada.) Oh, sí.

Esta práctica responde a la pregunta: «¿Cuándo puedo –yo, una persona muy ocupada– encontrar tiempo para practicar mindfulness?». No necesitamos dedicar un gran período de tiempo para practicar mindfulness (aunque eso seguramente no dolería). Las oportunidades para practicar el estar presente surgen a lo largo del día.

Cuando nos vemos obligados a esperar, digamos en un embotellamiento, nuestro instinto es hacer algo para distraernos de la incomodidad de esperar. Encendemos la radio, llamamos o enviamos mensajes de texto a alguien por teléfono, o simplemente nos sentamos y fumamos. Practicar mindfulness mientras se espera ayuda a las personas a encontrar muchos pequeños momentos a lo largo de la jornada en los que pueden tirar del hilo de la consciencia desde donde yace escondido en el complejo tejido de sus vidas. La espera, un hecho común que usualmente produce emociones negativas, puede ser transformada en un regalo, el regalo del tiempo libre para practicar. La mente se beneficia doblemente: primero, abandonando los estados mentales negativos, y segundo, obteniendo los efectos beneficiosos de incluso unos pocos minutos extras de práctica entretejidos en el día.

Mi profesor original de «espera» fue mi paciente padre. El domingo por la mañana se ponía el traje y la corbata, y luego subía al coche para leer el periódico del domingo. Mientras tanto, su esposa y sus tres hijas se subían al auto, una a una, y luego salían de nuevo a correr de un lado a otro para ir a recuperar guantes, carteras, lápices labiales, calcetines sin agujeros, pasadores, libros escolares dominicales, etcétera. Solo cuando cesaba el corretear y los portazos, levantaba la vista, doblaba tranquilamente el periódico y encendía el motor.

Lecciones más profundas

A medida que emprendes esta práctica, aprendes a reconocer antes los cambios que tienen lugar en el cuerpo y que acompañan pensamientos y emociones negativas inminentes, como la impaciencia sobre tener que esperar, o la ira sobre «ese idiota» que está por delante de nosotros en la cola de la caja. Cada vez que somos capaces de detenernos y no permitir que un estado mental negativo llegue a cuajar (por ejemplo, irritarse con el tráfico o enfadarse con el cajero lento), estamos borrando un patrón habitual e insano del corazón/mente. Si no dejamos que el carro de la mente sigue corriendo por las mismas y arraigadas rutinas –surcos–, bajando la misma vieja colina, para ir a parar al viejo pantano de siempre, al final, los surcos que utiliza acabarán rellenándose. Nuestros habituales estados de irritación y frustración provocados por algo como esperar se disolverán. Hace falta tiempo, funciona. Y sobre todo vale la pena, ya que de ello se beneficiarán todos los que nos rodean.

Muchos de nosotros tenemos una mente que mide la autoestima en términos de productividad. Si no produjera nada hoy, si no hubiera escrito un libro, dado un discurso, horneado pan, ganado dinero, vendido algo, comprado algo, obtenido una buena nota en una prueba, o encontrado a mi alma gemela, entonces mi día habría pasado en vano y yo sería un fracaso. Para nosotros no tiene mérito alguno el «ser» tiempo, el estar presentes. «Esperar» es, por tanto, una fuente de frustración. ¡Piensa en las cosas que podría estar haciendo!

Y aun así, si le preguntas a la gente que te importa qué es lo que más les gusta de ti, su respuesta probable sea una versión de «su presencia» o «su atención amorosa». La presencia no tiene un producto cuantificable, sentimientos positivos, sentimientos de apoyo, intimidad y felicidad. Cuando dejamos de estar ocupados y productivos y pasamos a estar simplemente quietos y conscientes, nosotros mismos también alimentamos ese apoyo, intimidad y felicidad, incluso si no hay nadie más cerca. Estos sentimientos positivos son un «producto» muy deseado, pero que no se puede comprar. Son el resultado natural de la presencia. Son un derecho de nacimiento que hemos olvidado que poseemos.

Palabras finales: no te molestes cuando tengas que esperar; regocíjate del tiempo de más para practicar estar presente.

9. Actos secretos de virtud

El ejercicio:

Cada día, durante una semana, participa en un acto secreto de virtud o bondad. Hacer algo bueno o necesario por los demás, pero hacerlo de forma anónima. Estos actos pueden ser muy simples, como lavar los platos de otra persona que se quedaron en el fregadero, recoger la basura en la acera, limpiar el lavabo del baño (cuando no sea tu trabajo), hacer una donación anónima, o dejar una chocolatina en el escritorio de un compañero de trabajo.

Recordándote a ti mismo

Coloca un cuaderno en tu mesita de noche y úsalo para hacer un plan cada noche sobre lo que será tu acto secreto de virtud al día siguiente. También puedes poner pequeñas fotos de duendes en lugares estratégicos de tu casa o en el lugar de trabajo como recordatorio.

Descubrimientos

Es muy divertido planear y hacer cosas bonitas en secreto por los demás. Una vez que asumes esta tarea en serio, empiezas a buscar nuevas ideas, y las posibilidades comienzan a multiplicarse: «Oh, mañana podría dejarle una taza de té caliente esperando en su escritorio, o podría limpiar el barro de sus zapatillas de correr del porche». Es como ser un superhéroe llamado Virtud Secreta que, en la oscuridad de la noche, se mueve sigilosamente para hacer buenas acciones. Está la emoción de tratar de que no te pillen haciéndolas y, como algunas personas admitieron, también puede haber un poco de decepción en el hecho de no haber sido atrapados o reconocidos al hacerlas. Aún más interesante es permanecer en silencio mientras se agradece a otra persona el regalo que le hicimos de forma anónima.

Todas las religiones valoran la generosidad. La Biblia dice que es más bendito dar que recibir. Hay dos formas de caridad en el islam: la donación obligatoria para cuidar de los pobres y huérfanos, y la donación voluntaria, como donaciones o becas. La donación obligatoria purifica el resto de las ganancias de las personas y se considera una forma de oración o adoración. Se dice que las donaciones voluntarias en secreto tienen un valor 70 veces superior al de las donaciones públicas.

Una de mis prácticas favoritas es lo que yo llamo «conducción por *metta*» (*metta* es una palabra en pali que significa benevolencia, o amistad incondicional. También se refiere a una práctica meditativa para desarrollar esas cualidades). Mientras conduzco hacia el trabajo, por cada persona que me cruzo en el camino –peatones, ciclistas, y especialmente conductores maleducados que tienen prisa– digo en voz baja, con la respiración entrecortada: «Que te liberes de la ansiedad. Que te sientas a gusto». No sé si esta práctica secreta les ayuda, pero definitivamente me ayuda a mí. Los días que conduzco por *metta* siempre son más fáciles.

Lecciones más profundas

Nuestra personalidad se construye a partir de muchas estrategias para hacer que otros nos amen y se preocupen por nosotros, por conseguir lo que queremos, y por mantenernos a salvo. Gozamos de un reconocimiento positivo, ya que es una señal de amor, éxito y seguridad. Esta tarea nos ayuda a ver cuán dispuestos estamos a esforzarnos para hacer cosas buenas por los demás aunque no obtengamos reconocimiento por ello. La práctica Zen enfatiza «seguir adelante», viviendo nuestras vidas de manera sencilla, una manera basada en lo que sabemos que es una buena práctica, sin dejarse intimidar por elogios o críticas.

Un monje preguntó una vez al maestro Zen chino Huihai: «¿Cuál es la puerta [que significa a la vez entrada y pilar] de la práctica Zen?». Huihai contestó: «La entrega completa».

El Buda dijo: «Si la gente conociera, como yo conozco, los frutos de compartir los dones, no disfrutaría de su uso sin compartirlos, ni la mancha de la mezquindad obsesionaría al corazón. Aunque fuera su último trozo, su último bocado de comida, no disfrutarían de su uso sin compartirlo si hubiera alguien más con quien compartirlo».

El Buda habló constantemente del valor de la generosidad, diciendo que es la manera más eficaz de llegar a la iluminación. Recomendaba ofrecer regalos sencillos: agua potable para beber, comida, refugio, ropa, transporte, luz, flores. Incluso los pobres pueden ser generosos, dijo, dándole una migaja de su comida a una hormiga. Cada vez que regalamos algo, un objeto material o nuestro tiempo (¿es «nuestro»?), estamos soltando un poco de eso cuidadosamente reunido y ferozmente defendido, de ese montón temporal de cosas que llamamos «yo, mi y mío».

Palabras finales: la generosidad es la virtud más elevada, y la donación anónima es la forma más elevada de generosidad.

10. Solo tres respiraciones

El ejercicio:

Tantas veces al día como sea posible, dale a la mente un breve descanso... Durante tres respiraciones pide a las voces interiores que se callen; es como apagar la radio o la televisión interior durante unos minutos. A continuación abre todos tus sentidos y sé consciente del color, el sonido, el tacto y el olfato.

Recordándote a ti mismo

Coloca notas en tu entorno con el número 3 en ellas. Podrías añadir un dibujo de una persona con un globo de pensamiento vacío sobre su cabeza. Puede ser útil configurar una alarma o un teléfono celular para que suene a intervalos irregulares a lo largo del día.

Descubrimientos

Cuando la gente empieza a meditar o a practicar oración contemplativa, experimenta cierto grado de alivio de la mente en constante agitación. Está contenta. Sin embargo, si su concentración profundiza, a menudo se decepcionan al descubrir que su mente es como un niño de dos años: hiperactiva, incapaz de quedarse quieta o en reposo en el momento presente durante unos escasos minutos. Está muy ocupada durante todo el día. Viaja al pasado, reviviendo sus placeres y dolores. Se precipita hacia el futuro, haciendo cientos de planes. Se escapa a las fantasías, creando mundos imaginarios para satisfacer todos sus deseos. Los meditadores nuevos también descubren sus voces interiores, que están narrando, comparando, criticando y racionalizando constantemente. En esta etapa, la gente confiesa que está pensando en dejar la meditación. ¡Su mente parece más ruidosa que nunca! Tan pronto como su mente se aleja de la práctica, les invade la autocrítica; en lugar de progresar, creen estar retrocediendo.

Es como si la mente estuviera dispuesta a seguir adelante con el juego de callarse solo durante un corto espacio de tiempo. Cuando se da cuenta de que nos tomamos muy en serio la idea de dejarla quieta, e incluso de existir durante períodos de tiempo sin su dirección constante, puede entrar en pánico y empezar a dar vueltas como una ardilla en una jaula. La mente entra en modo de autoprotección, tratando de identificar la fuente del problema, generando juicios de valor de los demás y críticas hacia sí misma. Cuando estos pensamientos y emociones negativas llenan la mente, pueden socavar y acabar destruyendo la práctica de mindfulness.

La práctica sencilla de las tres respiraciones puede ser un alivio. Puede interrumpir este tipo de espiral descendente y renovar nuestra práctica. Pedimos a la mente que descanse un poco, que se quede completamente quieta, solo tres respiraciones. Como no tenemos que contar tres respiraciones, podemos disfrutarlas. Cuando las tres respiraciones hayan terminado, hay que permitir que la mente se relaje un poco, para luego volver a prestar toda nuestra atención a las tres respiraciones. A medida que la mente descanse más y más en el momento presente, se asentará naturalmente. Luego, sin esfuerzo, podremos estar presentes durante unas cuantas respiraciones más, y luego solo unas pocas más, hasta que podamos sentarnos en una consciencia relajada y abierta.

Lecciones más profundas

Nuestra mente no descansa ni siquiera de noche. Crea sueños y procesa el material no digerido de nuestros días. Toda esta actividad mental –todas estas opciones y posibilidades– resulta confusa e incluso agotadora. De la misma manera que el cuerpo necesita un descanso regular, también lo necesita la mente.

Descansar la mente en completa quietud, en pura presencia, es devolverla a su Naturaleza Original, a su estado natural. Esta tarea nos ayuda a romper el hábito del pensamiento compulsivo. No necesitamos la mente para narrar todos los sucesos de nuestra vida. No necesitamos que la mente comente internamente sobre todo lo que nos sucede y sobre todos con los que nos encontramos. Esta narración, este comentario, nos separa de experimentar la vida tal cual es.

La mente tiene dos funciones: el pensamiento y la consciencia. Cuando somos bebés recién nacidos, no tenemos palabras en nuestra mente; vivimos en pura consciencia. Cuando aprendemos a hablar, las palabras comienzan a llenar nuestra mente y boca. Mi nieta de dos años charla todo el día, solo para practicar su nueva capacidad de hablar, y se deleita con las sonrisas y los elogios que recibe de los adultos que la rodean. Aprender a hablar es un paso de desarrollo necesario, pero también es el comienzo de una mente que siempre está hablando dentro de nuestras cabezas. Esta conversación interna requiere energía. La mente descansa de verdad solo cuando somos capaces de apagar su función de pensamiento y encender su función de consciencia. Normalmente esperamos para hacer esto hasta contar con por lo menos 30 minutos para meditar o centrarnos en la oración; sin embargo, también podemos repartir breves momentos de descanso mental a lo largo del día. Cuando nuestra mente descansa, incluso durante un período tan corto como tres respiraciones, puede refrescarse y aclararse.

El Buda habló sobre la mente desenfrenada como un elefante salvaje. Su fuerza se disipa cuando corre sin control. Para aprovechar su poder, primero debemos atarlo a una estaca. Esto es lo que hacemos cuando atamos la mente a la respiración. Luego le enseñamos al elefante a quedarse quieto. Enseñamos a la mente a vaciarse y a estar lista, alerta pero relajada, atenta a lo que pudiera aparecer a continuación.

Cuando la mente cambia del modo productivo al receptivo, volvemos a la consciencia pura de la infancia. Somos capaces de volver a conectarnos a la Fuente ilimitada. Después, la mente rejuvenecida pregunta: «¿Por qué no hacemos esto más a menudo?».

Palabras finales: prescripción para la salud: tranquilizar la mente durante tres respiraciones; repetir dependiendo de la necesidad.

11. Entrar
en nuevos espacios

El ejercicio:

Nuestra abreviatura para esta práctica de mindfulness es «mindfulness de las puertas», pero en realidad implica hacerse consciente de cualquier transición entre espacios, cuando se deja un tipo de espacio y entras en otro. Antes de entrar por una puerta, haz una pausa, aunque solo sea un segundo, y respira una vez. Sé consciente de las diferencias que puedes sentir en cada nuevo espacio en el que entres.

Parte de esta práctica consiste en prestar especial atención a cómo cierras la puerta al entrar en un espacio nuevo. A menudo pasamos inmediatamente a otro espacio sin haber acabado con el anterior, olvidándonos de cerrar la puerta, o bien dando un portazo.

Recordándote a ti mismo

Pon una pegatina obvia, como una estrella grande, en las puertas que normalmente utilizas en casa. Recuerda también las puertas de armarios, garajes, cobertizos, sótanos y oficinas. O bien puedes poner una marca especial, como la letra P en el dorso de la mano que usas para abrir puertas.

Descubrimientos

No te desanimes si al principio no tienes éxito en esta tarea. Es una de las más difíciles que hemos llevado a cabo en el monasterio a lo largo de los años. Te encuentras caminando hacia una puerta, pensando: «Puerta. Puerta. Estate atenta para atravesar la...», y de repente te encuentras del otro lado de la puerta, sin saber cómo pasaste a través de ella. Después de hacer esta tarea durante una semana, una o dos veces al año, hemos mejorado, haciéndonos conscientes finalmente de nuestra entrada en nuevos espacios, incluso cuando no había una barrera útil como una puerta.

Las diferencias entre los espacios son más obvias cuando se camina de dentro hacia fuera. Hay cambios claros de temperatura, calidad del aire, olor, luz, sonido, e incluso en el tono de la sensación. Con la práctica también podemos detectar este tipo de diferencias, aunque son más sutiles, cuando entramos o salimos de los diferentes espacios interiores por los que nos movemos a lo largo del día.

Una persona usó un contador para llevar un registro del número de puertas por las que pasó: ¡más de 240 en un día! Eso es un montón de potentes momentos de energía mental. Esta tarea parece generar creatividad y también nuevas tareas. Por ejemplo, una persona añadió la práctica de fijarse en las «puertas» en su mente que se cierran y se abren cuando soltaba un tren de pensamientos e iniciaba otro; se tornó muy consciente de estar entrando en nuevas «habitaciones» en su mente durante la meditación. Otra persona, que tenía el hábito de toda la vida de dar portazos, trabajó en cerrar las puertas suavemente. Otra trató de hacer su mente tan grande como el espacio que había en cada nueva habitación en la que entraba.

Lecciones más profundas

A muchos de nosotros, entre ellos a mí, nos llevó varias semanas repetir esta tarea hasta que fuimos capaces de prestar atención a la mitad de las puertas por las que pasamos. Mejoramos cuando alguien colgó una hoja grande de plexiglás en un pasillo oscuro cerca de una puerta de uso común. Todos nos topamos con ella varias veces, ¡incluso la persona que la colgó! Unos pocos golpes en la cabeza pueden hacer maravillas en favor del mindfulness.

También nos preguntamos por qué este ejercicio resultaba tan difícil. Una persona tuvo una idea al respecto: a medida que caminamos hacia una puerta, nuestra mente avanza hacia el futuro, hacia aquello que encontraremos y lo que haremos al otro lado. Este movimiento de la mente no es obvio; se necesita una vigilancia cuidadosa. Nos hace ser inconscientes, solo brevemente, de lo que estamos haciendo en el presente. La mente inconsciente o semiconsciente, sin embargo, es capaz de dirigirnos a través de los movimientos de abrir la puerta y abrirnos paso con seguridad.

Este es un ejemplo que demuestra que vamos como sonámbulos gran parte del día, navegando a través del mundo mientras estamos atrapados en un sueño. Este estado semiconsciente es una fuente de insatisfacción (*dukkha* en sánscrito), la persistente sensación de que algo no está bien, que hay una brecha entre nosotros y la vida tal como está sucediendo en realidad. A medida que aprendamos a estar presentes, poco a poco, la brecha se irá cerrando y la vida se volverá más vívida y satisfactoria.

Palabras finales: aprecia cada espacio físico y cada espacio mental que encuentres.

12. Descansa las manos

El ejercicio:

Permite que tus manos se relajen por completo varias veces al día. Déjalas completamente quietas durante al menos unos segundos. Una manera de hacerlo es ponerlas en tu regazo y luego concentrar tu atención en las sensaciones sutiles que tienen lugar en las manos tranquilas.

Recordándote a ti mismo

Lleva el reloj de pulsera boca abajo. Si no usas reloj, ponte una cuerda o una banda elástica alrededor de la muñeca.

Descubrimientos

Las manos siempre están ocupadas. Si no están ocupadas, están algo tensas, listas para trabajar.

Las manos revelan nuestro estado de soltura o incomodidad mental. Muchas personas hacen gestos nerviosos inconscientes con las manos, como frotarse o retorcerse las manos, tocarse la cara, dar golpecitos con el dedo, chasquearse una uña, crujir los nudillos o torcerse los pulgares. Cuando la gente aprende a meditar por primera vez, a menudo tienen dificultades para dejar las manos quietas. Pueden reorganizar sin descanso la posición de sus manos, y tan pronto como hay una pequeña picazón, las manos vuelan hacia arriba para rascarse.

Cuando relajamos las manos, el resto del cuerpo e incluso la mente también se relaja. Relajar las manos es una forma de calmar la mente. Nosotros también descubrimos que cuando las manos reposan en silencio en nuestro regazo, podemos escuchar con más atención.

Al realizar esta tarea, descubrí que mis manos se aprietan contra el volante cuando estoy conduciendo. Ahora puedo comprobar este hábito inconsciente y relajar la manera en que lo agarro. Me di cuenta de que podía sujetar el volante con más ligereza y seguir conduciendo con seguridad. Cuando relajo las manos en el volante, a menudo me doy cuenta de que, 10 minutos después, han vuelto a agarrarse con fuerza. Esa es la razón de llamarla «práctica» de la atención plena. Tenemos que hacerlo una y otra vez para ser verdaderamente conscientes. Nos propusimos realizar la práctica, luego volvimos a la conducta inconsciente, volvimos a ser conscientes, e iniciamos la práctica de nuevo, y así sucesivamente.

Lecciones más profundas

El cuerpo y la mente trabajan juntos. Cuando descansamos la mente, el cuerpo puede relajarse. Cuando el cuerpo está relajado, la mente puede acomodarse. La salud de ambos ha mejorado.

La tensión no es necesaria en la mayoría de las tareas de nuestra vida; es un desperdicio de energía. Hay una meditación llamada «escaneo corporal» que primero nos ayuda a descubrir la tensión inconsciente que acecha en el cuerpo y puede así ayudarnos a suavizarla o disiparla. Funciona de esta manera: te sientas tranquilamente y concentras tu atención en una parte del cuerpo cada vez, empezando desde la coronilla de la cabeza. ¿Cuáles son las sensaciones que provienen del cuero cabelludo y el cabello? Una vez que somos conscientes de estas sensaciones, intentamos percibir cualquier agarrotamiento o tensión de más que pudiéramos estar manteniendo para intentar ablandarla o soltarla con suavidad al espirar. A continuación pasas a la frente, luego a los ojos, y así sucesivamente, una parte tras otra. Es interesante descubrir lo mucho que la tensión se mantiene de manera inconsciente, y en qué zonas del cuerpo.

Por lo general, pasamos la mayor parte de nuestras vidas en uno de los dos modos: por la noche estamos tumbados, relajados y dormidos. Cuando suena el despertador, nos levantamos y cambiamos al modo que usamos durante el día: de pie, manteniendo la tensión y alerta. No hay muchos momentos en nuestras ocupadas vidas en los que estemos de pie y relajados (por desgracia, también hay veces en que estamos acostados y no estamos relajados ni dormidos. En vez de eso, estamos cavilando, ansiosos, y moviéndonos sin descanso, incapaces de dormir).

Estar despierto, alerta y relajado es un estado que podemos experimentar en un día de vacaciones. Nos despertamos más tarde de lo usual, completamente descansados, y permanecemos acostados en la cama un rato sin nada en nuestra mente, ni nada que tengamos que hacer. Escuchamos a los pájaros y a los de la basura, pero no hay tensión en el cuerpo o la mente. Mi madre solía llamar a esto «el tiempo intermedio, mi mejor momento para reflexionar sobre cosas importantes». Así es: se trata del mejor momento, porque la mente despejada de la preocupación por la supervivencia de «yo, mi y mío» puede mirar más profundamente los asuntos importantes. En la meditación nos proponemos ampliar este estado intermedio. Nos relajamos a propósito mientras permanecemos erguidos y alerta. No es fácil al principio. Nos preocupa que nuestra meditación no sea perfecta, que no nos iluminemos. Nuestros hombros comienzan a doler con la tensión. O nos inclinamos hacia delante a causa de la somnolencia, relajados y casi cayendo, hasta que un ruido nos sorprende y despierta. Nos lleva un tiempo alcanzar el equilibrio.

Palabras finales: recuerda relajar las manos, y con ellas, todo el cuerpo y la mente.

13. Di sí

El ejercicio:

En esta práctica decimos sí a todo el mundo y a todo lo que pasa. Cuando te percatas del impulso de no estar de acuerdo, hay que considerar si es realmente necesario. ¿Podrías asentir con la cabeza, o incluso permanecer en silencio pero siendo agradable? Siempre que no sea peligroso para ti o para los demás, acepta a los demás y lo que está sucediendo en tu vida.

Recordándote a ti mismo

Pon pegatinas con la palabra «Sí» en los lugares en los que tengas oportunidad de verlas con frecuencia.

Descubrimientos

Esta tarea nos ayuda a ver con qué frecuencia adoptamos una postura que es negativa o desafiante. Si somos capaces de observar nuestra mente cuando alguien está hablando con nosotros, particularmente si nos piden que hagamos algo, podremos percatarnos de que nuestros pensamientos forman defensas y contraargumentos. ¿Podemos resistirnos al deseo de estar en desacuerdo verbalmente cuando se trata de un tema que no es crucial? ¿Podemos observar nuestra actitud física y mental hacia las cosas que surgen en un día típico? ¿Es «O no» nuestro pensamiento automático?

Nuestra postura habitual de oposición puede adoptar la forma de pensamientos («No estoy de acuerdo con lo que dice»), lenguaje corporal (tensión muscular, brazos cruzados), lenguaje («Eso es una estupidez») o acción (sacudir la cabeza, girando los ojos, ignorando a alguien que está hablando).

Las personas que desempeñan ciertas profesiones afirman que tienen dificultad con esta tarea. Los abogados, por ejemplo, están entrenados para detectar defectos en un contrato, o en lo que un testigo u otro abogado está diciendo. Los académicos están formados para criticar las teorías e investigaciones de los demás. El éxito en el trabajo puede depender de la «mente agresiva». Pero cuando pasas un día entero cultivando esta actitud, puede ser difícil desconectar cuando llegas a casa.

Mientras hacía esta tarea, una persona notó que un «sí» externo podría no coincidir con la actitud real de un «no» en su interior, y que la tarea la ayudaba a detectar un estado mental oculto y restrictivo. Otro hombre se dio cuenta de que normalmente respondía a las peticiones sopesando otras consideraciones, es decir, todas las demás cosas que tenía que hacer. Le pareció liberador decir que sí y así soltar todo el esfuerzo interno que implica la toma de una decisión. Se sentía generoso. Otra persona dijo que decir sí dio paso a una experiencia de comodidad, de ir con el flujo de gente que vino a su oficina en lugar de resistirse. Esta tarea puede ser modificada según las circunstancias. Puedes mantener un «sí» interno al deseo de tu hijo de saltar sobre los muebles, para en lugar de eso redirigir su energía al patio de recreo.

Lecciones más profundas

La tradición budista describe tres venenos de la mente: la codicia, la aversión y la ignorancia. Desarrollamos esta tarea para los estudiantes Zen que parecen particularmente afligidos por la aversión, aquellos que habitualmente se resisten a todo lo que se les pide y que la vida les presenta. Su respuesta inicial e inconsciente a cualquier cosa que se les pida es «no», expresada en lenguaje corporal o en voz alta. A veces el no se expresa como «sí, pero...», y a veces está encubierto con un lenguaje razonable, pero sigue siendo un patrón consistente y persistente de oposición.

Las personas que están atascadas en la aversión a menudo toman decisiones importantes de vida basadas no en moverse hacia una meta positiva, sino más bien en alejarse de algo que perciben como negativo. Son más reactivos que proactivos: «Mis padres no pagaron sus cuentas a tiempo y nos cortaron la luz; me voy a convertir en contable», en lugar de «quiero convertirme en contable porque me encantan los números».

Cuando los monjes entran en monasterio del Zen Soto japonés para formarse, se les dice que la única respuesta aceptable a todo lo que se les pide que hagan en el primer año de formación es «*Hai!*» (¡Sí!). Se trata de una formación muy potente. Corta de raíz a través de las capas de aparente madurez, hasta alcanzar al desafiante niño de dos años o adolescente que hay dentro.

No expresar oposición nos ayuda a dejar de lado los puntos de vista egocéntricos y ver que nuestra opinión personal en realidad no es tan importante después de todo. Es sorprendente la frecuencia con la que nuestro desacuerdo con otra persona en realidad no es importante y solo sirve para aumentar nuestra angustia y el sufrimiento de los que nos rodean. Decir sí puede ser energetizante, ya que la resistencia habitual representa un desperdicio continuo de nuestra energía vital.

Palabras finales: cultiva una actitud interna de «sí» a la vida y a todo lo que esta te traiga. Te ahorrará mucha energía.

14. Las plantas de los pies

El ejercicio:

Tan a menudo como sea posible a lo largo del día, traslada tu consciencia a la planta de los pies. Sé consciente de las sensaciones en las plantas de los pies, como puede ser la presión del suelo bajo los pies o el calor y la frescura de los pies. Es particularmente importante que lo hagas cada vez que notes que te estás poniendo ansioso o te sientas molesto.

Recordándote a ti mismo

El método clásico para recordar esta tarea es ponerte una piedrecita en el zapato. Un método menos doloroso, aunque probablemente menos efectivo, es el de colocar notas que digan «pies» donde puedas verlas, o recortes de huellas en lugares apropiados en el suelo. También puedes configurar el teléfono móvil o el temporizador para que suene a intervalos determinados durante el día, y siempre que oigas el timbre, trasladar tu consciencia hacia la planta de los pies.

Descubrimientos

A través de esta práctica de mindfulness, la gente notó que normalmente caminaba sin prestar mucha atención a sus pies, a menos que sus pies estuvieran lastimados o que tropezaran. Si la gente estaba atrapada en el pensamiento, el trasladar la consciencia de la cabeza a los pies tenía el efecto de calmar la mente. Esto probablemente ocurre porque las plantas de los pies están lo más lejos que podemos llegar de la cabeza, donde a menudo parece que pensamos que nuestros «yoes» están localizados. Nos identificamos muy de cerca con nuestros pensamientos y le damos a nuestra mente/cerebro un estatus un tanto glorificado. Inconscientemente, muchos consideramos al cuerpo tan solo como un sirviente del cerebro: el cuerpo está equipado con pies para transportar la mente que es la que manda, y con manos para conseguir cosas que la mente piensa que quiere, como donuts.

A menudo comenzamos a comer en el monasterio sentándonos en silencio y colocando nuestra consciencia en la planta de los pies; nos ayuda a llevar la atención a la comida. También hemos descubierto que cuando somos conscientes de las plantas de los pies, nuestro equilibrio mejora y estamos más seguros.

Las artes marciales y el yoga enfatizan el ser consciente de los pies y ampliar mentalmente una sensación de conexión o de enraizamiento profundo en la tierra. Esto da lugar tanto a la estabilidad física como a la ecuanimidad mental. Cuando nos ponemos ansiosos, la mente se vuelve más activa, como un hámster en una rueda de ejercicios, dando vueltas, tratando de descubrir cómo escapar de la incomodidad mental o física. Al efectuar esta tarea, las personas descubren que cuando se traslada la consciencia a sensaciones minúsculas en las plantas de los pies, el flujo de sensaciones físicas siempre cambiantes llena la mente por completo y no hay espacio para pensar en absoluto. Sienten que la parte superior del cuerpo pesa menos, están más anclados, menos propensos a ser empujados por los pensamientos y las emociones. Soltar, dejar caer la consciencia a la planta de los pies despeja la mente y disipa las brumas de la ansiedad.

Lecciones más profundas

A nuestra mente le gusta pensar. Cree que si no está pensando, está fracasando en su tarea de guiarnos y protegernos. Sin embargo, cuando la mente se vuelve hiperactiva, ocurre lo contrario: su guía se vuelve estridente, incluso cruel, y sus constantes advertencias nos llenan de ansiedad. ¿Cómo podemos poner a la mente pensante en su sitio para que adopte la perspectiva adecuada? Trasladamos la mente del pensamiento a la consciencia, comenzando con la plena consciencia del cuerpo.

Un aspecto esencial de la práctica Zen es la meditación caminando, llamada *kinhin*. La practicamos sin calzado, para que las sensaciones en las plantas de los pies aumenten todo lo posible. La meditación caminando ayuda a traer el silencio cuerpo/mente de la meditación sentada a nuestro activo mundo ordinario. El caminar silencioso es un puente entre un lado de la meditación –sentarse silenciosamente con pura consciencia– y el otro lado –hablando y moviéndonos–. No es tan fácil mantener la mente quieta mientras se camina. Cualquier movimiento del cuerpo parece producir movimiento de la mente.

Podemos desafiarnos a nosotros mismos: ¿puedo mantener mi mente quieta y concentrada en las plantas de mis pies durante una o dos vueltas alrededor de la habitación? ¿O durante toda la longitud de un sendero al aire libre? ¿O de aquí a la esquina?

Palabras finales: desplazar la consciencia a la planta de los pies te conducirá a la estabilidad mental y a la serenidad emocional si lo practicas diligentemente.

15. Bocado a bocado

El ejercicio:

Se trata de una práctica de mindfulness que se puede llevar a cabo siempre que comamos. Tras tomar un bocado, deposita la cuchara o el tenedor de nuevo en el cuenco o el plato. Situa la consciencia en la boca hasta haber disfrutado y tragado ese bocado. Solo entonces tomaremos otra vez los cubiertos para un nuevo bocado. Si estamos comiendo con las manos, dejar de lado el bocadillo, manzana o galleta entre bocados.

Recordándote a ti mismo

Pon notas con la frase «Bocado a bocado» siempre que vayas a comer, o el dibujo de una cuchara o tenedor con las palabras «¡Déjalos un momento!».

Descubrimientos

Es una de las prácticas más difíciles de comer conscientemente que realizamos en nuestro monasterio. Al intentar este ejercicio, la mayoría de las personas descubren que tienen la costumbre de «amontonar» bocados; es decir, se llevan un bocado a la boca para a continuación distraer la atención de esta al servirse el siguiente bocado en el tenedor o en una cuchara, y luego llevarse un segundo bocado a la boca antes de haber tragado el primero. A menudo, la mano se queda flotando en el aire, sosteniendo en el aire, a medio camino de la boca, el siguiente bocado, mientras van masticando el anterior. Descubren que en cuanto la mente se pone a divagar, la mano asume el control de nuevo, llevando nuevos bocados de comida para depositarlos sobre los anteriores, parcialmente procesados. Es increíble lo difícil que puede resultar una tarea tan simple como esta. Cambiar hábitos muy arraigados requiere de tiempo, paciencia, persistencia y sentido del humor.

La absorción de los alimentos puede comenzar en la

boca, si masticamos bien los alimentos y dejamos que se mezclen con la saliva, que contiene enzimas digestivas. Cuanto antes comience la absorción, antes se enviarán las señales de saciedad al cerebro y antes nos sentiremos llenos. Cuanto antes nos sintamos llenos, más apropiada será la cantidad de comida que nos sirvamos y luego consumamos.

Dejar tranquilos los cubiertos entre bocado y bocado solía ser parte de los buenos modales; contrarresta la tendencia a devorar nuestra comida. Una persona exclamó después de haber intentado esta tarea: «Me acabo de dar cuenta de que nunca mastico la comida. ¡Me la trago casi entera, en mi prisa por conseguir el siguiente bocado!». Tuvo que preguntarse a sí misma: «¿Por qué tanta prisa por terminar una comida, cuando disfruto tanto comiendo?».

Lecciones más profundas

En realidad, se trata de una tarea para hacerse consciente de la impaciencia. Comer rápidamente, superponiendo bocados, es un ejemplo concreto de impaciencia. Realizar esta tarea puede llevarte a observar el surgimiento de la impaciencia en otros aspectos y ocasiones de tu vida. ¿Te impacientas cuando tienes que esperar? Deberíamos preguntarnos: «¿Por qué tengo tanta prisa por pasar por la vida, cuando quiero disfrutarla tanto?».

Experimentar bocado a bocado o trago a trago es una manera de experimentar momento a momento. Ya que comemos o bebemos al menos tres veces al día, esta herramienta de prestar atención nos ofrece varias oportunidades en sí mismas de aportar mindfulness a cada uno de nuestros días. Comer es naturalmente placentero, pero cuando comemos con rapidez y sin prestar atención, no experimentamos ese placer. Las investigaciones demuestran que, irónicamente, las personas comen sus alimentos favoritos con más rapidez que los que no les gustan. Los atracones también hablan de que siguen comiendo en un esfuerzo por recrear el placer de su primer bocado. Debido a que los receptores del sabor se cansan rápidamente, esto nunca puede acabar de funcionar.

Cuando la mente está ausente, pensando en el pasado o en el futuro, solo estamos degustando a medias nuestra comida. Cuando nuestra consciencia descansa en la boca, cuando estamos plenamente presentes mientras comemos, cuando comemos más despacio, haciendo una pausa entre bocados, entonces cada bocado puede ser como el primero, rico y lleno de sensaciones interesantes.

Perseguir el placer sin prestar atención es como quedar atrapado en una cinta de correr. La atención permite que el placer florezca en miles de pequeños momentos en nuestra vida.

Palabras finales: no puede haber fiesta en la boca si la mente no está invitada a asistir.

16. Estudiar el sufrimiento

El ejercicio:

A medida que avance la jornada, presta atención al fenómeno del sufrimiento. ¿Cómo lo detectas en ti mismo o en los demás? ¿Dónde resulta más obvio? ¿Cuáles son sus formas más benignas? ¿Cuáles son las formas más intensas?

Recordándote a ti mismo

Pon notas que digan «Estudiar el sufrimiento», o fotos de una persona infeliz, en lugares apropiados.

Descubrimientos

El sufrimiento está en todas partes. Lo observamos en los rostros de las personas ansiosas, lo oímos en sus voces, lo vemos en las noticias. Cuando estudiamos el sufrimiento, podemos escucharlo en nuestros propios pensamientos, sentirlo en nuestros propios cuerpos, verlo en la cara en el espejo. A menudo, se comienza este ejercicio pensando en el sufrimiento en sus formas extremas y obvias: la muerte de alguien que amamos, o niños que son víctimas de la guerra. Como esta tarea aporta mayor consciencia, las personas descubren que hay todo un espectro de sufrimiento, desde irritación leve e impaciencia hasta rabia o dolor abrumador.

Estamos expuestos al sufrimiento no solo de las personas, sino también de los animales. Vemos el sufrimiento de los que amamos y también el sufrimiento de los extraños en la calle. El sufrimiento se cuela en nuestros corazones y mentes a través de la radio, la televisión e internet.

Hay una diferencia entre el dolor y el sufrimiento. El dolor son las sensaciones físicas desagradables que experimentan todos los cuerpos humanos, de hecho, todos los seres sintientes. El sufrimiento es la angustia mental y emocional que se suma a estas sensaciones físicas. El Buda estudió el sufrimiento meticulosamente durante siete años y descubrió que el dolor físico es inevitable, pero el sufrimiento añadido por la mente es opcional. En realidad, es opcional solo si tienes buenas herramientas para trabajar con la mente y si las aplicas diligentemente.

Por ejemplo, cuando tenemos dolor de cabeza, podemos pensar: «Bueno, tengo molestias temporales en esta zona del cuerpo». O podemos pensar:

«Este es el segundo dolor de cabeza que tengo esta semana». [Arrastrando el pasado al presente].

«Estoy seguro de que va a empeorar, como antes». [Prediciendo y tal vez creando sucesos futuros].

«No puedo soportarlo». [Pero, en realidad, lo tienes ante ti y lo volverás a encontrar].

«¿Qué me pasa?». [Nada. Eres un ser humano con un cuerpo].

«¿Podría tener un tumor cerebral?». [Es muy poco probable, pero puedes ocasionarte un dolor de cabeza mucho peor preocupándote por ello].

«Tal vez sea el estrés que tengo en el trabajo. Mi jefe es imposible... ». [Busco a alguien a quien culpar].

¿Nos ayuda la angustia mental a curar el dolor físico? No, solo lo hace más intenso y lo prolonga. Hemos tomado simples molestias físicas temporales y las hemos convertido en una masa de sufrimiento.

Lecciones más profundas

El sufrimiento comporta algunos beneficios. Si nunca experimentásemos sufrimiento, nos adentraríamos en la vida sin ninguna motivación para cambiar. Desafortunadamente parece ser cierto que solo estamos de lo más motivados para cambiar cuanto más infelices somos.

Si podemos llegar a contener la mente para que no se desborde, para que no especule y no busque a alguien a quien culpar de nuestra desdicha, entonces podemos experimentar los aspectos físicos de lo que llamamos «dolor». Si solo lo experimentamos, en realidad lo estaremos investigando, discerniendo todas sus cualidades, y en lugar de ser «insoportable», puede llegar a ser muy interesante. ¿Qué tamaño tiene el foco del dolor? ¿Dónde radica exactamente, por encima o por debajo del cráneo? ¿Cuál es su textura? ¿Aguda, opaca, irritable o suave? Si tuviera un color, ¿cuál sería? ¿Es constante o intermitente? La gente a menudo habla de interesantes descubrimientos cuando dejan de resistirse al dolor y lo investigan de este modo. La resistencia fija el dolor. Cuando no estamos agregando estrés mental y emocional a una simple incomodidad física, el dolor es libre de cambiar e incluso de disolverse.

El sufrimiento también da paso a la compasión en nuestros corazones. Con el nacimiento de mi primer hijo, también nació una nueva consciencia sobre la fragilidad de la vida, y lloré por todas las mujeres desconocidas en todo el mundo cuyos hijos habían muerto. Cuando estamos sumergidos en el dolor o en la angustia, es un momento perfecto para cambiar la dirección de nuestra consciencia de dentro hacia fuera y realizar la práctica de la benevolencia hacia todos aquellos que sufren de la misma manera que nosotros estamos sufriendo ahora mismo. Por ejemplo, cuando estamos con gripe, podemos decir: «Que todos los que están enfermos en la cama hoy, incluso yo, se sientan a gusto. Que todos descansemos bien y nos recuperemos rápidamente».

De la misma manera que estar enfermos nos ayuda a apreciar la buena salud, a medida que nos damos cuenta de muchos tipos de sufrimiento, también nos damos cuenta de sus opuestos, de las muchas fuentes simples de felicidad: las pestañas perfectas de un bebé, el olor de las primeras gotas de lluvia en un camino polvoriento, los rayos de sol oblicuos en una habitación tranquila.

Palabras finales: el sufrimiento nos da la motivación para cambiar. Si el cambio es positivo o negativo, dependerá de nosotros. El sufrimiento también nos ofrece el don de la empatía hacia todos aquellos que sufren como nosotros.

17. Notar los olores

El ejercicio:

Durante esta semana, tan a menudo como sea posible, hazte consciente de los olores y las fragancias. Esto puede resultar más fácil cuando se está comiendo o bebiendo, pero inténtalo en otros momentos también. Varias veces al día, intenta olfatear el aire como un perro. Si no hay muchos olores en tu entorno, podrías intentar crear algunos que pudieras detectar. Podrías ponerte un poco de vainilla en la muñeca, o hervir algunas especias, como canela o clavo de olor, en agua, en un fogón o la estufa. Podrías también tratar de encender algunas velas perfumadas o de oler aceites perfumados.

Recordándote a ti mismo

Pega una nota con la palabra «Olor» o una imagen de una nariz en los lugares que sean más adecuados.

Descubrimientos

Las células que responden a los olores en la parte de atrás de la nariz están a solo dos sinapsis de los centros de procesado de las emociones y los recuerdos en nuestro cerebro primitivo, por lo que los olores pueden evocar poderosas respuestas condicionadas: deseo o aversión. Estas respuestas inconscientes pueden ocurrir incluso cuando no somos conscientes de estar detectando un olor. No apreciamos nuestro sentido del olfato hasta que lo perdemos, por ejemplo, cuando tenemos un resfriado. Las personas que pierden el sentido del olfato permanentemente pueden deprimirse, ya que también pierden su anterior disfrute de la comida. Muchas desarrollan ansiedad al pensar que no olerán el humo de una hoguera, que no detectarán su propio olor corporal, o que comerán alimentos podridos.

Al practicar mindfulness con el olfato, las personas descubren que hay muchos olores en su entorno, algunos obvios (café, rollos de canela, gasolina, mofetas) y muchos más sutiles (aire fresco al salir de casa, jabón o crema de afeitar en nuestra propia cara, sábanas limpias). También descubren que el olfato puede evocar emociones como el deseo o la aversión.

La rica experiencia de lo que llamamos sabor se debe principalmente a nuestro sentido del olfato. Nuestra lengua es capaz de registrar solo unas pocas sensaciones –saladas, dulces, agrias, amargas y *umami* (sabor intenso, como en la carne o la salsa de soja)–, pero podemos distinguir varios miles de olores y tan solo una molécula de algunas sustancias. Las investigaciones muestran que las mujeres tienen narices más sensibles que los hombres. Las mujeres pueden usar perfume para atraer a los hombres, pero ese esfuerzo probablemente es un desperdicio; parece que las fragancias favoritas de los hombres son pan horneado, vainilla y carne a la parrilla.

En realidad, no existen olores «buenos» o «malos». Nos hemos acostumbrado a los olores familiares que nos rodean. Cuando vivía en África, la gente allí emanaba un intenso aroma de sudor mezclado con madera ahumada. Sin duda era un olor que resultaba reconfortante para alguien que estuviera rodeado de esa fragancia desde su nacimiento. Probablemente mi propio olor les resultase curioso, y también podían detectarme en la oscuridad. Cuando Oriente y Occidente empezaron a encontrarse, a los japoneses, que se bañaban a diario, les desagradaba el olor de los europeos, que consumían lácteos a diario y se bañaban con poca frecuencia. Decían que los visitantes «apestaban a mantequilla». Uno no es muy consciente del olor del propio cuerpo. Otras personas pueden decirnos, para nuestra sorpresa, que necesitamos darnos una ducha, o que nuestro olor es delicioso. De la misma manera que no somos conscientes de la fragancia de nuestro cuerpo, tampoco lo somos del «aroma» de nuestra propia personalidad. ¿Cómo afecta eso a los demás?

Lecciones más profundas

Gran parte de nuestro comportamiento está dirigido por el condicionamiento inconsciente. Conocemos a una persona que se parezca, se vista, hable o incluso huela como alguien que nos hirió en nuestra infancia, y sentimos una aversión instantánea e inexplicable hacia esta persona inocente. No tiene nada que ver con ella. Es solo un fenómeno eléctrico, impresiones sensoriales que hacen que las neuronas se enciendan y se conecten a lugares de almacenamiento en el cerebro destinados a recuerdos y emociones antiguas. Transformar estos patrones habituales no es tarea fácil. Primero hemos de llevar la luz de la consciencia a las sensaciones, pensamientos y emociones del cuerpo a medida que surgen. Tenemos que observar cuidadosamente la unión entre la sensación y el tono del sentimiento, que es la varilla de cristal que iniciará una reacción en cadena que termina en pensamiento, emoción, habla y comportamiento (o lo que los budistas llaman *karma*).

La cascada de sensación → tono sentimental → percepción → acción ocurre tan deprisa que es difícil ver los pasos individuales. Pero las personas pueden entender esta cadena de sucesos cuando se trata del olfato. Digamos que sales y respiras hondo; detectas un olor y retrocedes internamente. ¿Por qué? Pues porque cuando las moléculas químicas golpearon el interior de tu nariz, oliste algo, que causó un tono sentimental negativo, antes de que tu mente supiera de qué se trataba. Entonces la mente trató de identificarlo: «Oh, caca de perro». Eso es la percepción, que es seguida por una acción volitiva. Podrías decir: «¿Quién es el idiota que dejó que su perro se cagara en mi césped?». O podrías entrar en casa para buscar una bolsa de plástico para retirar los excrementos.

El olor puede tener un potente efecto en nuestro estado y comportamiento mental-emocional. Los olores pueden evocar recuerdos y viejas reacciones. Por ejemplo, el olor de una cierta loción de afeitar que tu padre usó podría hacer que te sintieses, ya sea feliz y afectuoso, o irritable y arisco, dependiendo de cómo te llevaras con tu padre. Los psicólogos a veces usan olores desagradables para desacondicionar los impulsos o comportamientos destructivos, como la adicción a la pornografía.

El condicionamiento positivo del olfato puede ser útil. Una razón por la que el incienso se utiliza en las salas de meditación es que con el tiempo se va forjando un fuerte vínculo entre la fragancia del incienso y un estado mental tranquilo y concentrado. Cuando entras en la sala perfumada, tu mente automáticamente se asienta. Los monjes se vuelven tan sensibles a los olores durante las largas horas de meditación que pueden decir cuándo va a terminar el período de meditación por el olor del incienso. Cambia cuando la punta ardiente llega al lecho de ceniza en el incensario.

Podemos estar muy alerta a las fragancias cuando nuestra mente está tranquila y la participación de los otros sentidos es mínima. Una noche estaba sentada al aire libre en un templo en Japón, en la profunda oscuridad del bosque de bambúes gigantes del monasterio. Era el séptimo día de un retiro silencioso. El aire era fresco después de dos días de tifón lluvioso. Mi mente estaba completamente quieta y mi consciencia, abierta de par en par. En el silencio podía oír una sola hoja de bambú que caía, caía y caía suavemente. Poco a poco me di cuenta de una sutil fragancia picante. Procedía del bambú. No he podido olerla desde entonces. Siempre recordaré su delicado perfume, y ese recuerdo evoca en mí la paz sublime de aquella noche.

Palabras finales: una de las meditaciones más sutilmente placenteras es ser totalmente consciente de los olores, de cómo cambian con cada inspiración y espiración.

18. Esta persona puede morir esta noche

El ejercicio:

Recuerda, varias veces al día, cuando alguien esté hablando contigo, en persona o por teléfono: «Esta persona podría morir esta noche. Esta puede ser la última vez que esté con ella».

Fíjate en cualquier cambio, en cómo escuchas, hablas e interactúas con ella.

Recordándote a ti mismo

Pon una nota en el espejo del cuarto de baño, justo arriba o debajo de donde aparece tu propio reflejo, diciendo: «Esta persona podría morir esta noche». Coloca notas similares cerca del teléfono o en lugares del puesto de trabajo donde es probable que los veas mientras interactúas con otros.

Descubrimientos

Algunas personas encuentran este ejercicio un poco deprimente al principio, pero pronto descubren, cuando se dan cuenta de su propia mortalidad y de la mortalidad de la persona con la que hablan, que prestan atención y escuchan de una manera diferente. Su corazón se abre mientras se tornan conscientes de que esta podría ser la última vez que vean a esta persona viva. Cuando hablamos con otros, especialmente con quienes vemos a diario, nos distraemos fácilmente y solo escuchamos la mitad. A menudo miramos un poco hacia un lado o hacia abajo, a otra cosa, en lugar de mirarlos directamente a ellos. Puede que incluso nos moleste que nos hayan interrumpido. Hay que darse cuenta de que podrían morir para que los volvamos a ver.

Esta práctica se vuelve particularmente conmovedora cuando la persona con la que se está hablando es anciana

o está enferma, o cuando la muerte se ha llevado reciente-
mente a un conocido o a alguien que amábamos. Cuando
los japoneses se despiden de alguien, se paran respetuosamente, observando y saludando hasta que el coche o el tren
están fuera de la vista. Esta costumbre tiene su origen en
la consciencia de que esta podría ser la última vez que se
vean. Qué triste nos sentiríamos si nuestro último encuentro
con nuestro hijo, pareja o padre ¡estuviera aderezado con
impaciencia o ira! Qué reconfortante en cambio si nos hubiéramos despedido con cariño.

Lecciones más profundas

Aunque la enfermedad, la vejez y la muerte le llegan a todos
los que han nacido en este mundo, llevamos nuestras vidas
como si esto no contase para nosotros o para aquellos que
nos importan. Esta práctica nos ayuda a romper con la negación de que la vida humana es muy frágil y que la muerte
puede llegar en cualquier momento. Todo lo que se necesita
es un ligero cambio en el nivel de potasio en nuestra sangre,
una bacteria virulenta, un conductor que llegue en dirección
contraria y se quede dormido, o un patrón eléctrico extraño
en nuestro corazón. Ocasionalmente, el velo de la negación
se levanta y vemos la realidad de la fragilidad de la vida
humana, como sucede cuando un compañero de trabajo o
un miembro de la familia son diagnosticados con una en-

fermedad fatal, o cuando alguien de nuestra edad o menor muere inesperadamente.

Por supuesto que no queremos llenar nuestra mente de constantes y ansiosos pensamientos sobre la mortalidad, pero la consciencia de la impermanencia puede ayudarnos a apreciar a las personas con las que tratamos todos los días. Cuando el velo se levanta, y experimentamos la verdad de que toda vida humana es breve, nuestra conversación cambia. En lugar de hablarle «a» alguien, con la mente medio llena de otros pensamientos, aportamos más presencia a cada encuentro. Esta atención silenciosa es un acontecimiento inusual en el mundo de los seres humanos ordinarios.

Nos quedamos dormidos cada noche con la plena confianza de que nos despertaremos. Cuando nos damos cuenta de que nosotros también podríamos morir esta noche, podemos estar más presentes, más vivos en cada momento de nuestra vida.

En nuestro monasterio Zen, tenemos un canto que se recita al final de cada día de retiro silencioso. Es posible que desees recitarlo cada noche durante una semana antes de acostarte:

Permíteme recordarte, respetuosamente,
que vida y muerte son de suma importancia.
El tiempo pasa rápidamente y se pierde la oportunidad.
Cuando este día haya pasado, de nuestros días de vida se
restará uno...
Cada uno de nosotros debemos esforzarnos en despertar.
¡Despierta!
¡Presta atención!
¡No malgastes tu vida!

Palabras finales: hacerse consciente de la muerte abre nuestra consciencia a este momento único y vívido de la vida.

19. Frío y calor

El ejercicio:

Presta atención durante esta semana a las sensaciones de calor y frío. Observa cualquier reacción física o emocional a la temperatura o a los cambios de temperatura. Practica estar a gusto sin importar la temperatura.

Recordándote a ti mismo

Puedes poner pequeños letreros con la imagen de un termómetro, o con las palabras «Frío y calor».

Descubrimientos

Al hacer este ejercicio, observamos nuestra aversión a las temperaturas fuera de un rango pequeño. Las variaciones que afectan a cada persona son distintas. Nos quejamos: «Hace demasiado calor», o: «Hace demasiado frío», como si no debiera ser así: el sol, las nubes y el aire han conspirado para hacernos sentir incómodos. Siempre estamos haciendo algo para ajustar la temperatura, encendiendo y apagando las estufas y acondicionadores de aire, abriendo y cerrando las ventanas y puertas, poniéndonos y quitándonos ropa. No acabamos nunca de sentirnos a gusto. Cuando la temperatura supera los 32 grados, anhelamos un clima más fresco; durante los inviernos fríos y lluviosos, anhelamos el sol.

Recuerdo los veranos de la infancia en Missouri. La tapicería de vinilo del coche nos quemaba las piernas al entrar y al salir dejábamos charcos de sudor donde nos habíamos sentado. Jugábamos fuera, nos sentíamos pegajosos y sudorosos, y nunca nos quejamos. Así es como era antes. Los padres de niños pequeños a menudo comentan que cuando van a la playa, sus hijos se meten en el agua y se divierten sin importarles la temperatura del océano. ¿Qué sucede a medida que maduramos que nos hace intolerantes a la forma en que son las cosas?

Una vez, estuvimos en una peregrinación por la paz en Japón, en agosto, y al salir por la puerta nos sentimos como si estuviéramos entrando en una sauna. A los pocos minutos, nuestra ropa estaba empapada de sudor. Al cabo de unas horas, la sal se incrustaba en nuestra piel y formaba círculos blancos en nuestra ropa. Era muy difícil no dar rienda suelta a nuestra incomodidad. Pero nos dimos cuenta de que los japoneses, desde los bebés a las personas muy ancianas, seguían haciendo sus cosas, aparentemente sin protección. Eso nos inspiró para dejar de quejarnos y solo estar presentes con las cosas como eran, las sensaciones como meras sensaciones, los lugares húmedos y secos, el exterior caliente y el interior fresco, el cosquilleo del sudor que goteaba. El sufrimiento infligido por la mente se disipó y nos convertimos en unos peregrinos mucho más felices.

Una mujer vino a verme durante un retiro para decirme que a pesar de las capas extra de ropa y una bolsa de agua caliente, sentía frío todo el tiempo. También se dio cuenta de que tenía miedo a sentir frío. Sabía que el miedo era irracional, y había estado buscando su fuente. Entonces recordó un incidente 20 años antes, cuando había tenido problemas de corazón y sintió mucho frío.

Le pedí que examinase su cuerpo cuidadosamente y me dijera qué porcentaje del cuerpo no sentía frío. Al cabo de unos minutos afirmó con sorpresa que más del 90% de su cuerpo se sentía caliente, o incluso caluroso. Se dio cuenta de que el 10% de su cuerpo que estaba fresco estaba produciendo el 10% del miedo. Más tarde dijo que se le había quitado un peso de encima que albergaba en su mente, un miedo que había durado décadas, y ahora era capaz de tolerar fácilmente la variación de temperatura.

Una vez observé a un pasajero subirse a mi coche y hacer intención de encender el aire acondicionado, antes incluso de que el coche hubiera arrancado. Es como salar la comida antes de probarla. Vivimos en piloto automático, tratando de aislarnos de cualquier incomodidad antes incluso de que esta pueda alcanzarnos. Entonces perdemos la alegría de un descubrimiento potencial y la libertad de darnos cuenta de que podemos investigar, e incluso ser felices, dentro de una gama de experiencias mucho más amplia de lo que imaginábamos.

Lecciones más profundas

Una manera muy importante de trabajar con la incomodidad es dejar de evitarla. Entras directamente en ella y sientes desde dentro del cuerpo lo que es en realidad. Investigas la incomodidad: su tamaño, forma, textura de la superficie, e incluso su color o sonido. ¿Es constante o intermitente? Cuando estás tan atento, cuando tu concentración meditativa es profunda, lo que llamamos incomodidad o dolor comienza a cambiar e incluso a desaparecer. Se convierte en una serie de sensaciones que aparecen y desaparecen en el espacio vacío, parpadeando de vez en cuando. Es muy interesante.

En Japón, el *zendo*, o sala de meditación, no tiene calefacción en invierno. Las ventanas permanecen abiertas. Es como estar sentado afuera, excepto que en su interior no llueve ni nieva mucho. Durante un retiro de febrero me puse toda la ropa que llevaba en mi maleta, con tantas capas que apenas podía doblar las rodillas para sentarme. Tenía la piel tan helada que me dolía dejar que la atención descansara sobre mi cara o mis manos desnudas, incluso brevemente. Durante los retiros Zen tradicionales se come en el *zendo*. Mientras comía tuve que mirar si los palillos estaban todavía en mis dedos entumecidos. No había forma de eliminar esta incomodidad. La única forma de hacerlo era entrar en ella, situando una concentración inquebrantable en lo profundo de mi vientre, en el *hara*, o centro del cuerpo. Fue un retiro muy potente, y entendí por qué el venerado maestro Zen Sogaku Harada Roshi insistió en que su monasterio fuera construido en las profundidades del país de las nieves.

Invertimos mucho esfuerzo tratando de que las condiciones externas nos convengan. Sin embargo, nos es imposible permanecer cómodos todo el tiempo, pues la naturaleza de todas las cosas es el cambio. Este intento de control conforma el núcleo de nuestro agotamiento físico y angustia emocional. Hay un *koan* Zen sobre esto. Un monje le preguntó al maestro Tozan: «El frío y el calor nos caen encima. ¿Cómo podemos evitarlos?». Tozan respondió: «¿Por qué no vas al lugar donde no hace frío ni calor?». El monje se quedó perplejo y le preguntó: «¿Dónde está el lugar donde no hace frío ni calor?». Tozan dijo: «Cuando hace frío, deja que haga tanto frío que te mate. Cuando haga caliente, deja que haga tanto calor que te mate».

En esta enseñanza, «matarte», significa matar tus ideas sobre cómo tienen que ser las cosas para que seas feliz. Puede sonar extraño, pero puedes estar practicando mindfulness con incomodidad o dolor y ser muy feliz. Esta felicidad viene del placer de estar presente, y también de la confianza de que estás ganando la confianza de que, con la práctica continua, al final serás capaz de afrontar cualquier cosa que te traiga la vida, incluso el dolor, ayudado por herramientas como mindfulness

Palabras finales: cuando tu mente dice «demasiado calor» o «demasiado frío», no lo creas. Investiga la totalidad de la experiencia del cuerpo sobre frío y calor.

20. Repara en la aversión

El ejercicio:

Tomar consciencia de la aversión, de la aparición de sensaciones negativas hacia algo o alguien. Estas pueden ser sensaciones leves, como irritación, o intensas, como cólera y odio. Intenta ver qué pasó justo antes de que surgiera la aversión. ¿Qué impresiones sensoriales se produjeron: visuales, sonoras, táctiles, gustativas, olfativas o en el pensamiento? ¿Cuándo surge la aversión por primera vez durante el día?

Recordándote a ti mismo

Pon las palabras «Repara en la aversión» en lugares donde esta pueda manifestarse, como en el espejo, la televisión, el monitor del ordenador y el salpicadero del automóvil. También puedes usar fotos pequeñas de alguien frunciendo el ceño.

Descubrimientos

Cuando realizamos este ejercicio, descubrimos que la aversión es más común en nuestro paisaje mental/emocional de lo que imaginábamos. Puede que empecemos con ella la jornada, surgiendo cuando suena la alarma del despertador, o cuando nos levantamos de la cama y descubrimos que nos duele la espalda. Puede desencadenarse a causa de sucesos que aparezcan en las noticias de la mañana, por una larga cola en el metro o en la gasolinera, o por un encuentro con la familia, compañeros de trabajo o clientes.

Una vez estaba esperando en el coche a que mi esposo saliera de casa. Miré ociosamente por la ventana y noté que cerca de la valla habían crecido muchos dientes de león largos que estaban a punto de germinar. Instantáneamente surgió en mí el impulso de saltar del coche, agarrar unas tijeras de podar y volver a someterlos. Esto fue acompañado por el pensamiento: «¡Los voy a descabezar!». Me di cuenta de que esto era la semilla de la ira, la semilla de todas las guerras que se libraron en esta tierra, que yace dormida dentro de mí. No es que odie los dientes de león. Sus rostros dorados y brillantes son una cosa maravillosa para meditar sobre ello. De cerca, pueden modificar con mucha rapidez un estado mental negativo. No es que tenga la intención de dejar que florezcan, pero si he de recortar esa parte del césped, esperaré hasta que no lo haga por aversión. Puede que utilice el cortacésped practicando la apreciación por la vida de los dientes de león y la benevolencia hacia todos los seres que crean su hogar en la hierba y las malas hierbas.

Lecciones más profundas

Puede resultar desalentador descubrir cuán generalizada está la aversión, incluso en un solo día, en una vida que podríamos describir como feliz. Sin embargo, es muy importante ser consciente de que las sensaciones de aversión están omnipresentes en nuestra vida cotidiana. La aversión es uno de los tres estados mentales aflictivos descritos en la tradición budista: codicia (o aferrarse), aversión (o rechazar), y falsas ilusiones (o ignorancia). Se les llama aflictivos porque nos afligen de la misma manera que lo hace un virus: causando angustia y dolor no solo a nosotros mismos, sino también a aquellos que nos rodean.

La aversión es la fuente oculta de la ira y la agresión.

Surge de la idea de que si pudiéramos deshacernos de algo o de alguien, entonces seríamos felices. Eso de lo que los humanos deseamos deshacernos para ser felices puede ser tan trivial como un mosquito o tan grande como una nación. Hay pocas ideas más absurdas como: «Si pudiera arreglar las cosas, y a la gente, para que fuesen justo como yo quiero, entonces sería feliz». Es absurdo por al menos dos razones. En primer lugar, porque incluso si tuviéramos el poder de hacer que todo en el mundo fuese perfecto para nosotros, esa perfección podría durar solo un segundo porque las demás personas en el mundo tienen ideas diferentes acerca de cómo les gustaría que fueran las cosas y también se esfuerzan para salirse con la suya. Nuestro «perfecto» no es perfecto para nadie más. En segundo lugar, lograr la perfección en el mundo está destinado a fracasar debido a la verdad de la impermanencia: nada dura para siempre.

A veces, mientras camino por el monasterio, percibo un aroma sutil en mi mente; es una sensación de aversión débil pero penetrante. Procede de lo que considero parte de mi trabajo: fijarme en las cosas que necesitan ser arregladas o cambiadas. Se origina al notar la imperfección. Cuando este necesario darse cuenta hace que mi estado mental se amargue, tengo que cambiar por un tiempo a «apreciar las cosas como son».

La práctica de mindfulness nos hace sentir cómodos sin importar las condiciones existentes, ni cómo cambien. Nos pide que veamos la perfección en toda la creación. Nos pide que nos hagamos conscientes de la aversión y la contrarrestemos con aprecio y benevolencia.

> **Palabras finales:** uno de los dichos más famosos del Buda es: «La ira no cesa con ira, sino solo con amor». Sé consciente de la aversión interior y utiliza el antídoto: la benevolencia.

21. Escucha
como una esponja

El ejercicio:

Escuchar a los demás como si fueras una esponja, absorbiendo lo que diga la otra persona. Deja que la mente se calme, y simplemente absórbelo. No formules ninguna respuesta en la mente hasta que se solicite una respuesta o esta sea necesaria.

Recordándote a ti mismo

Sitúa las palabras «Escuchar como una esponja», o una imagen de una oreja y una esponja, en lugares relevantes.

Descubrimientos

En nuestro monasterio llamamos a esta práctica escucha absorbente, y hemos descubierto que no es algo natural para la mayoría de la gente. Los músicos, por ejemplo, han sido entrenados para escuchar con atención absorbente los sonidos musicales, pero eso no significa que sean capaces de escuchar de la misma manera cuando una persona les habla. Los buenos psicoterapeutas, por otro lado, usan la escucha absorbente con las personas todo el tiempo. Están en sintonía con los cambios sutiles en el tono o la calidad de la voz que indican algo más profundo que las palabras, incluso contradiciendo las palabras –una cuestión delicada, lágrimas ocultas o enfado–, que necesita ser explorado.

Los abogados están entrenados para hacer lo contrario, especialmente si trabajan en el ambiente de confrontación de la sala de audiencias. Están escuchando los defectos o discrepancias en lo que alguien está diciendo, mientras que simultáneamente conforman una impugnación en sus mentes. Esto puede funcionar en los tribunales, pero no funciona bien en casa, con el cónyuge o los hijos, en particular con los hijos adolescentes.

Cuando se practica la escucha absorbente, incluso las personas que no son abogados pueden notar la presencia de un abogado interno –una voz mental que dice: «Date prisa y termina de hablar, así te diré lo que pienso»– que interfiere con la escucha atenta y tranquila.

La gente también descubre cuántas veces, incluso en un solo minuto, «desconecta» mientras alguien está hablando. Hay un destello de la mente que apunta a una lista de la compra o una cita futura, o un gesto de los ojos para fijarse en alguien que pasa por allí. La escucha absorbente no es fácil. Es una habilidad que lleva tiempo aprender.

Lecciones más profundas

Para practicar la escucha absorbente hemos de conseguir aquietar el cuerpo y la mente. Esto es mindfulness en acción, manteniendo un núcleo de quietud dentro, en un mundo ruidoso y acelerado. Cuando estés escuchando con atención, serás consciente de tus propios pensamientos como parte del paisaje del sonido. Al igual que ocurre con el sonido de un coche que pasa, reconoces tus pensamientos, pero no te molestan.

Si estás intentando esta práctica con el apoyo de un grupo o comunidad, uno de los aspectos más interesantes de este ejercicio es ser el receptor, sintiendo cómo te sientes o reaccionas cuando alguien *te* está escuchando absorto. La mayoría siente gratitud por ser bien apreciada. Se siente querida.

Hay una escena que siempre me ha conmovido en la película *Shall We Dance?* Un hombre cuyo matrimonio ha acabado se pregunta: «¿Por qué se casa la gente?». Su compañero dice: «Porque necesitamos un testigo en nuestras vidas –concluye–. Tu vida no pasará desapercibida porque yo la presenciaré».

Hay una recitación budista para invocar la compasión, y destaca el papel de la escucha en el cuidado de los demás: «Practicaremos escuchando con tanta atención como seamos capaces de prestar a lo que el otro está diciendo, y también a lo que no se dice. Sabemos que escuchando ya aliviamos profundamente una gran cantidad de dolor y sufrimiento en el otro».

Los terapeutas formados en la escucha absorbente dicen que puede, por sí misma, catalizar la curación. Hay tipos de terapia en la que el terapeuta no dice nada, dejando que la sabiduría emerja de los clientes mientras les escuchan.

Un estudiante que se había criado en un hogar donde nadie lo escuchaba dijo que tener a alguien que lo escuchara con toda atención era como recibir «maná vivificante». A algunas personas les resulta incómodo al principio, ya que está fuera de su experiencia de vida que alguien simplemente escuche lo que están diciendo. Al principio se sienten como si estuvieran bajo escrutinio, como un espécimen biológico.

La escucha absorbente también puede proporcionar ecuanimidad para lidiar con las voces difíciles en nuestras mentes. Cuando el crítico interior dice algo absurdo como: «Mira tus arrugas. ¡Las odio! No hay que envejecer», solo hay que ser consciente de lo que dice, sin creerlo ni reaccionar.

Palabras finales: la escucha absorbente es en sí misma terapéutica, y no se necesita un título en psicología para practicarla.

22. Aprecio

El ejercicio:

Haz un alto a lo largo del día e identifica conscientemente lo que eres capaz de apreciar en ese momento. Podría ser algo sobre ti, otra persona, tu entorno, o lo que tu cuerpo esté haciendo o sintiendo. Esto es una investigación. Sé curioso y pregúntate: «¿Hay algo que pueda apreciar ahora mismo?».

Recordándote a ti mismo

Pon en los lugares apropiados la palabra «Apreciar».

Descubrimientos

Mucha gente ha tratado de utilizar afirmaciones para sentirse más feliz o dotarse de una perspectiva más positiva, repitiendo para sí mismos frases tales como: «Soy digno de ser amado», u: «Hoy será un buen día y me traerá lo que quiero». Las afirmaciones pueden ser valiosas en ciertos momentos, pero también pueden disimular un estado mental problemático. Este ejercicio de mindfulness es diferente.

La práctica del aprecio es una investigación. ¿Podemos encontrar algo, en cualquier lugar, en este momento, que sea causa de aprecio? Miramos, escuchamos, sentimos. ¿Cualquier cosa? Cuando nos tomamos un poco de tiempo, podemos descubrir que hay muchas cosas que merece la pena apreciar, desde estar seco, vestido y bien alimentado, a encontrar un amable dependiente en una tienda o la calidez de una taza de té o café en la mano.

Una categoría de cosas que hay que apreciar es aquella que experimentamos como positiva, como tener comida en nuestros estómagos. Otra categoría de cosas que hay que apreciar son las que están ausentes, como la enfermedad o la guerra. No apreciamos su ausencia hasta que sufrimos su presencia. Cuando nos recuperamos de una gripe grave, por un corto tiempo nos alegramos de estar sanos de nuevo, agradecidos de no estar vomitando o tosiendo, felices con solo poder comer y caminar. No apreciamos la salud hasta que hemos estado enfermos, el agua hasta que tenemos sed, o la electricidad hasta que se va la luz.

Esta práctica nos ayuda a detenernos, a abrir nuestros sentidos y volvernos receptivos a lo que está disponible en nuestras vidas en este momento.

Lecciones más profundas

Esta práctica nos ayuda a activar la alegría. El término budista para alegría es *mudita*. Significa más que simplemente apreciar lo que nos hace sentir bien. Se incluye la felicidad que sentimos en conexión con la alegría y buena fortuna de otras personas. Esta cualidad de la alegría no es difícil de sentir cuando esas otras personas son las que amamos. Por ejemplo, podemos compartir fácilmente la felicidad de nuestro hijo con un juguete nuevo. ¿Qué pasa, sin embargo, cuando alguien nos desagrada o estamos celosos de que se le dé algo que deseamos para nosotros mismos, como la aclamación del público o la concesión de un premio? ¿Podemos sentir alegría en su alegría? Eso no es tan fácil.

¿Alguna vez has notado cómo la mente se concentra en lo que está mal en nosotros, en la gente que nos rodea, en nuestro trabajo y en el mundo? Nuestra mente es como un abogado leyendo el contrato de «mi vida», siempre buscando defectos o violaciones de contrato. La mente es atraída magnéticamente a lo negativo. No hay más que mirar las noticias; lo que llama la atención de los lectores o espectadores son los desastres naturales o provocados por el hombre, las guerras, los incendios, los tiroteos, los bombardeos, las retiradas del mercado de juguetes o automóviles potencialmente peligrosos, las epidemias y los escándalos. ¿Por qué nuestra mente se siente atraída por lo negativo? La razón reside en que la mente no tiene que preocuparse por las cosas positivas que puedan pasar. Si suceden cosas buenas, bueno, eso es maravilloso, pero la mente rápidamente las deja de lado. La preocupación de la mente nos protege de lo negativo, de lo peligroso.

Desafortunadamente, eso significa que la negatividad comienza a colorear nuestra consciencia, a menudo sin que ni siquiera lo sepamos. Si no somos conscientes de esta sutil tendencia depresiva, puede pasar desapercibida, conduciéndonos a estados mentales oscuros como el miedo y la depresión. Para contrarrestar esta tendencia, para alejarse del hábito mental de la negatividad sutil, para estar más contentos con la vida que estamos viviendo, necesitamos el antídoto de *mudita*.

Palabras finales: Maezumi Roshi siempre nos advertía: «¡Aprecia tu vida!» (se refería tanto a nuestra vida diaria como a nuestra Gran Vida. No están separadas).

23. Conducción atenta

El ejercicio:

Presta atención a la conducción. Observa todos los movimientos del cuerpo, del vehículo, sonidos, patrones de hábitos y pensamientos relacionados con la conducción (si no conduces un coche, puedes prestar atención al ir en bicicleta o al ser pasajero en un coche, autobús o tren).

Recordándote a ti mismo

Pon una nota en el volante o en el salpicadero. Es mejor quitar la nota antes de empezar a conducir, para no crear una distracción visual, y volver a colocarla antes de salir del coche para recordarlo la próxima vez que conduzcas.

Descubrimientos

La gente encuentra que este ejercicio abre la mente de principiante, ayudándolas a dejar de conducir con el piloto automático y a que se den cuenta de todos los movimientos sutiles de la conducción. Podemos empezar con este ejercicio de mindfulness nada más subirnos al coche. Siente la presión del asiento en los muslos, los glúteos y la espalda. Siente tus pies descansando en el suelo. Siente la presión de la llave de metal mientras accionas el encendido. Siente las vibraciones que te dicen que el coche está corriendo y no se ha detenido. Observa cómo agarras el volante: ¿arriba, a los lados, en el borde inferior? ¿Con una mano o dos? ¿Qué emociones surgen al conducir? Por ejemplo, la gente comúnmente afirma que, cuando otros conductores les rebasan, experimentan estallidos de ira que destruyen su serenidad mental.

Me gusta prestar atención a la sensación de la carretera, expandiendo la consciencia a través de las llantas hacia el pavimento, como si la carrocería del vehículo fuera mi cuerpo y los neumáticos, mis pies. Presto atención a los golpes y vibraciones mientras el coche se mueve de la rampa de salida a la calle, de la calle a la carretera. Escucho los sonidos propios de la conducción: el sonido del motor, el viento, el neumático.

Una vez llevé al maestro Zen japonés Harada Roshi de Washington a Oregón. Cuando cruzamos la línea estatal, parecía medio dormido, pero inmediatamente comentó el cambio en la textura y el sonido de la carretera. Me impresionó su nivel continuado de consciencia y prometí seguir desarrollando la mía.

Cuando practicamos la conducción atenta, nos damos cuenta de que cada persona tiene un estilo de conducción particular. Algunos conducen lenta y tímidamente, haciendo que sus pasajeros se impacienten, mientras que otros aceleran para pasar los semáforos en ámbar y marean a sus acompañantes al girar bruscamente. Algunos conductores miran el paisaje, comen y hacen llamadas telefónicas mientras conducen; otros mantienen los ojos fijos en el camino, listos para cualquier contingencia.

La conducción consciente requiere una consciencia relajada y alerta. Cuando practico la conducción consciente, me imagino avanzando en lo que en el Zen llamamos «una línea recta», que significa que haya las curvas que haya, o que tenga que detenerme para volver a arrancar, o cuántos desvíos haya que tomar, sigues siendo consciente de tu destino y te mantienes firme en tu propósito.

Lecciones más profundas

Debido a que ahora las personas pasan tanto tiempo en los vehículos, este ejercicio ayuda a responder a la pregunta «¿Cuándo puedo encontrar tiempo para practicar mindfulness?». Estar atentos en un vehículo puede proporcionarnos muchos minutos de práctica extra cada día y ayudarnos a llegar a nuestro destino sintiéndonos renovados. Como todas las prácticas de mindfulness, la conducción consciente incluye cuerpo, mente y corazón.

La cuestión fundamental que subyace a todas estas tareas de prestar atención es la siguiente: «¿Estás dispuesto a cambiar?». La conducción consciente implica estar dispuestos a cambiar nuestros hábitos de conducción. Normalmente estamos dispuestos a cambiar solo cuando la vida no nos funciona, si estamos sufriendo; por ejemplo, podríamos estar dispuestos a conducir sin superar el límite de velocidad después de que nos hayan multado de lo lindo por exceso de velocidad. La práctica de la atención plena nos pide que nos cambiemos a nosotros mismos por una razón diferente, por curiosidad, porque el cambio podría llevarnos a una mayor libertad y felicidad.

Una vez iba en coche de pasajera mientras uno de mis estudiantes Zen conducía, y comenté sobre sus hábitos de conducción carentes de atención. Inmediatamente me pidió: «Por favor, dime lo que ves y cómo puedo cambiar». Lo hice y él también; ahora es muy buen conductor. Esta es la mente de un verdadero estudiante: aprovechar cualquier oportunidad que se presente para cambiar de una manera que beneficie a otros.

Si quieres experimentar más paz y satisfacción, debes examinar todos los aspectos de tu vida, darte cuenta de los tipos de hábitos que has acumulado en esas áreas y estar dispuesto a descartar los perniciosos. Muchos esperan que algún día llegue alguien, o que algo suceda repentinamente, como un rayo, y transforme su vida por completo. Puedes desperdiciar toda tu vida esperando a que la felicidad llegue desde fuera. La satisfacción básica y tranquila es nuestro derecho de nacimiento; ya está dentro de nosotros. Mindfulness nos proporciona un vehículo que puede llevarnos directamente al lugar donde aquella habita.

Palabras finales: la verdadera transformación es difícil. Comienza con pequeños cambios, con cambios en la forma en que respiramos, comemos, caminamos y conducimos.

24. Examinar a fondo los alimentos

El ejercicio:

Cuando comas, tómate un momento para asomarte a la comida o a la bebida como si pudieras ver su historia, en retrospectiva. Utiliza el poder de la imaginación para ver de dónde proviene y cuánta gente puede haber estado involucrada en llevarla a tu plato. Piensa en quienes plantaron, escardaron y cosecharon la comida, los camioneros que la transportaron, los empaquetadores de alimentos y trabajadores de la planta, los tenderos y los cajeros, y los miembros de la familia u otras personas de la comunidad, los cocineros que prepararon la comida... Da las gracias a todos ellos antes de dar un sorbo o un bocado.

Recordándote a ti mismo

Pon letreros que digan «Examina a fondo los alimentos» en los lugares donde suelas comer, como la cocina o la mesa del comedor.

Descubrimientos

En el monasterio recitamos un cántico antes de las comidas que contiene esta línea: «Reflexionamos sobre el esfuerzo que nos trajo esta comida y consideramos cómo llega hasta nosotros». Al igual que con cualquier cosa que repitas varias veces al día, cantar estas palabras no significa que en cada comida pensemos en todas las personas involucradas en traer nuestra comida a nuestros cuencos. Podríamos ser vagamente conscientes del cocinero y sentirnos agradecidos con él o ella si la comida es sabrosa. De ahí esta práctica.

En el monasterio tenemos la ventaja de cultivar gran parte de nuestra comida. Trabajar en el jardín y en los invernaderos nos abre la mente a cuánto trabajo hay que hacer para llevar la lechuga y las zanahorias a nuestra ensalada. Estamos muy agradecidos a nuestro vecino mientras cargamos a paladas el estiércol de su establo en nuestro camión, lo descargamos y lo colocamos en nuestra pila de compostaje junto con los desechos de la cocina y los restos de la cortadora de césped. Cualquiera que haya ayudado en nuestra conservería anual adquiere un nuevo respeto por el puré de manzana después de recoger muchos barriles de manzanas de los árboles de los vecinos, lavar, cortar, cocinar, hacer puré y enlatar cientos de litros de fruta. A pesar de que estamos más cerca que la mayoría de la gente moderna de la labor que implica ser capaz de preparar y sentarnos a una mesa con comida y comer, al realizar esta práctica de profunda observación descubrimos que todavía damos por sentados gran parte de los alimentos, sobre todo los empaquetados, como harina, azúcar, sal, quesos, copos de avena y leche.

Hacemos este ejercicio con frecuencia, como parte de nuestra práctica de comer conscientes. Nos ayuda a mirar con el ojo interior para ver las decenas de personas cuya energía vital contribuyó a la comida que hay en nuestros platos: el cocinero, el empleado de la caja, los reponedores de estanterías, los repartidores, la gente en las plantas de embalaje, los granjeros, y los trabajadores migrantes.

Cuando mi esposo y yo teníamos los hijos pequeños, pasábamos unos minutos en silencio antes de las comidas contemplando quién nos trajo la comida. Vivíamos en una gran ciudad, donde la mayoría de los niños pensaban que toda la comida, incluyendo los productos frescos, provenía del supermercado, misteriosamente fabricado allí entre bastidores, posiblemente de plástico. Incluso muchos adultos inteligentes no saben de dónde vienen los alimentos. Cuando un invitado que estaba cocinando sopa en el monasterio me pidió cebollas, salí a la calle y regresé con dos que había sacado del jardín. Estaba horrorizado. ¿Qué eran esas cosas extrañas con suciedad?

Una vez, la BBC emitió una inocentada el Día de los Inocentes en la televisión, un cortometraje de noticias sobre la abundante cosecha de espaguetis en Suiza (se puede ver buscando en línea «spaghetti harvest Switzerland BBC»). En la película aparecen mujeres disfrazadas recogiendo alegremente largas hebras de pasta de los árboles y los clientes felices que se sirven «espaguetis recién cosechados» en los restaurantes. Muchos se pusieron en contacto con la BBC para preguntar ¡dónde podían comprar un árbol de espaguetis para su propio jardín!

Lecciones más profundas

Cuando nos fijamos profundamente en nuestra comida, nos damos cuenta de nuestra completa dependencia de la energía vital de incontables seres. Si te detienes a contemplar una sola pasa en tu tazón de cereales y cuentas el número de personas que estuvieron involucradas en traértela, volviendo a las personas que plantaron, podaron y desbrozaron la vid en la que creció, son por lo menos docenas. Si te remontas mucho más atrás, al origen de las uvas cultivadas en el Mediterráneo, es de decenas de miles. Si añades a los seres no humanos –lombrices de la tierra, bacterias del suelo, hongos, abejas– serán millones de organismos vivos cuya energía vital fluye hacia ti, manifestándose como las pasas en tu tazón y, en última instancia, como la vida de tus células.

Experimentar esto es comprender en lo más profundo de tu alma el verdadero significado de la comunión. Cada vez que comemos o bebemos, estamos estableciendo una unión con innumerables seres. La vida muere, entra en nuestro cuerpo, y se vuelve a la vida de nuevo. Esto sucede una y otra vez hasta que nosotros mismos morimos, cuando devolvemos toda esa energía. Nuestro cuerpo se dispersa y vuelve a surgir en tantas y nuevas formas de vida.

¿Cómo podemos pagar a tantos seres? No con dinero. Si le pagáramos un dólar a cada persona que tuvo que ver con esa uva pasa, solo los reyes podrían comerlas. ¿Podemos al menos honrar con nuestra agradecida consciencia, con un momento de atención, apreciar sus duros esfuerzos antes de empezar a comer?

El maestro Zen Thich Nhat Hanh dice:

> Una persona que practica mindfulness puede ver cosas en una mandarina que otras no pueden ver. Una persona consciente puede ver el árbol de la mandarina, las flores de la mandarina en primavera, la luz del sol y la lluvia que nutren a la mandarina. Observando profundamente se pueden ver las diez mil cosas que han hecho posible la mandarina... y cómo todas ellas interactúan entre sí.

Palabras finales: la energía vital de muchos seres fluye hacia nosotros mientras comemos. ¿Cuál es la mejor manera de pagarles? Estando completamente presentes mientras comemos.

25. Sonríe

El ejercicio:

Por favor, permítete sonreír durante una semana. Fíjate en la expresión de tu cara. ¿La notas desde el interior de los labios hacia arriba o hacia abajo? ¿Aprietas los dientes? ¿Tensión y líneas de expresión entre las cejas? Cuando pases por un espejo o una ventana, mira a hurtadillas tu expresión. Cuando notes una expresión neutra o negativa, sonríe. No tiene que tratarse de una sonrisa amplia; puede ser una pequeña, como la sonrisa de la Mona Lisa.

Recordándote a ti mismo

Pon la palabra «Sonríe» o una foto de labios sonrientes en varios lugares, incluyendo los espejos, y quizá también en el ordenador, en el salpicadero del coche, en la parte trasera de la puerta principal y en el teléfono. Puedes intentar sonreír al hablar por teléfono, en los semáforos, o cuando tu ordenador muestre el icono de «esperar». Cuando medites, intenta una suave «sonrisa interior» como la sonrisa en el rostro del Buda.

Descubrimientos

Algunas personas sienten resistencia a la hora de practicar este ejercicio. Sienten que sonreír todo el tiempo es «falso» o antinatural. Sin embargo, si se miran un espejo varias veces al día, pueden sorprenderse bastante al ver que todo el tiempo que asumían que su cara tenía una apariencia agradable, su expresión habitual era en realidad negativa: un ligero fruncir del ceño, una caída de las comisuras de la boca para demostrar su desacuerdo. Una vez que las personas se dan cuenta de esto, a menudo se comprometen a ajustar su rostro para verse más positivas.

En el monasterio, una vez probamos una versión más extrema de la práctica de sonreír llamada «yoga de la risa». No importa cómo nos sintiéramos, a las nueve de la mañana, todos nos reuníamos formando un círculo y reíamos durante dos minutos. La risa que al principio parecía falsa se convertía en genuina cuando nos vimos reír los unos a los otros. La gente descubrió que una vez que superaron su resistencia a sonreír, o incluso a hacerlo cuando no les apetecía, estas prácticas resultaban muy agradables e indujeron un estado de ánimo positivo. Una vez que un profesor le asignó a un estudiante un poco malhumorado la práctica de «sonreír como un idiota» durante toda la duración de un retiro de una semana, el hombre, un veterano de muchos retiros largos, dijo que había sido el más relajado y agradable que había hecho.

Se han realizado muchas e interesantes investigaciones sobre la sonrisa. En todas las culturas humanas, las sonrisas expresan felicidad. Sonreír es innato, no se aprende. Los bebés empiezan a sonreír alrededor de los cuatro meses, aunque sean ciegos de nacimiento. Los bebés muestran sonrisas diferentes cuando ven a sus madres («genuinas») y cuando son abordados por extraños («sonrisas sociales» que incluyen la boca pero no los ojos). Las sonrisas son señales sociales poderosas. Las personas a las que se les enseñan fotos de diferentes grupos étnicos muestran una inclinación más positiva hacia cualquier grupo que muestre una sonrisa. Las sonrisas ayudan a calmar la cólera de los demás; se pueden distinguir de las expresiones faciales negativas a un metro de distancia, la distancia de un lanzazo.

Las investigaciones demuestran que sonreír tiene muchos

efectos fisiológicos beneficiosos: reduce la presión arterial, mejora el sistema inmunitario y libera analgésicos naturales (endorfinas) y un antidepresivo natural (serotonina). Las personas que sonríen de todo corazón viven, de promedio, siete años más que las que no tienen el hábito de sonreír. Sonreír también hace que la gente tenga más probabilidades de reparar en nosotros como alguien más atractivo, más exitoso, más joven y alguien que le gusta.

Lecciones más profundas

Las sonrisas son contagiosas. A menudo, las personas que salen de los retiros se sienten desconcertadas al ver que otras personas les sonríen, incluso los extraños que encuentran en la calle o en una tienda de comestibles. Entonces se dan cuenta de que su estado interior relajado ha surgido como una sonrisa exterior y que otros simplemente están respondiendo a esa sonrisa. Se les devuelve el beneficio: cuando la gente nos devuelve la sonrisa, nuestro estado de ánimo mejora.

Cuando sonreímos, la sonrisa no solo afecta a los estados de ánimo de los demás, sino también a nuestras propias emociones. Hay retroalimentación de los músculos faciales al cerebro. El maestro Zen Thich Nhat Hanh dice: «A veces tu alegría es la fuente de tu sonrisa, pero a veces tu sonrisa puede ser la fuente de tu alegría».

Cuando sonríes, y cuando simplemente estiras la boca como si estuvieras sonriendo, las emociones toman un impulso. De hecho, cuando las personas usan bótox para borrar las arrugas faciales, su capacidad para mover los músculos faciales involucrados en la sonrisa disminuye, al igual que la fuerza de sus emociones, positivas y negativas. Las investigaciones sobre la sonrisa muestran claramente que controlar la cara puede ayudar a controlar la mente y las emociones que produce. Dale Jorgensen, un experto en los efectos de sonreír, dice:

> He pensado mucho en esto. Lo que he encontrado ha reforzado uno de mis principios rectores, que realmente estamos a cargo de nuestros destinos. Podemos influir en lo que nos sucede en virtud de nuestras acciones. Sonreír es un caso en el que un simple acto puede tener efectos profundos en el tipo de experiencias que tenemos con otras personas y en cómo nos tratan.

El Buda siempre aparece representado con una suave sonrisa en su rostro. Es una sonrisa inspiradora, una sonrisa nacida de la alegría de la consciencia consciente, de una persona que está contenta en todas las circunstancias, incluso en su muerte.

Palabras finales: si sonreír tiene un efecto positivo tan claro en nosotros y en los que nos rodean, tal vez deberíamos adoptar una práctica «seria» de sonrisas para toda la vida.

Iniciar una práctica de meditación sentada

Alguien me preguntó en una ocasión: «¿Hemos de aprender a meditar? ¿No es suficiente mindfulness?». Depende. ¿Suficiente para qué? ¿Es mindfulness suficiente para hacerte más feliz? Sí. Basta con disipar el aburrimiento común, la ansiedad generalizada, la depresión sutil y la inquietud que a menudo nos acosan... Los estudios médicos muestran que la práctica de la atención plena, de mindfulness, puede aliviar el dolor y muchas dolencias del cuerpo y la mente, desde el asma hasta la soriasis, desde los desórdenes alimenticios hasta la depresión. Que el simple hecho de estar presentes, habitando nuestras vidas con más plenitud, nos puede hacer más felices y saludables es un descubrimiento verdaderamente maravilloso.

Las prácticas de mindfulness son un tipo de meditación-en-acción, u oración-en-acción. Hay otro aspecto de mindfulness que implica quedarse sentado; a menudo lo llamamos práctica de sentarse. Cuando el cuerpo está quieto, la mente también puede estar más tranquila. Cuando la mente se asienta, nosotros somos capaces de conseguir algo de espacio alrededor de la maraña de nuestros pensamientos. Tenemos la oportunidad de mirar profundamente en las cuestiones importantes de nuestra vida.

Cuando la mente individual, con todos sus recuerdos y preocupaciones, está tranquila, tenemos acceso a una corriente profunda de sabiduría que puede emerger en forma de percepciones, lo suficientemente poderosas como para cambiar el curso de nuestras vidas. Esta revelación se conoce mediante distintos nombres: aperturas, despertar a la Verdad, la voz de lo divino.

No importa cómo se llame, cuando somos capaces de experimentarlo en nuestro interior, en nosotros mismos, nuestra vida se transforma. Ya no tenemos miedo de vivir en este mundo impredecible y complejo. Sabemos que nosotros, como todos los seres, pertenecemos a este mundo, exactamente donde estamos y exactamente como somos.

Estas son las instrucciones básicas de la meditación sentada. Te animo a que busques un profesor que te guíe más.

Instrucciones básicas de meditación

Siéntate en una silla o en un cojín en el suelo. Siéntate de manera que estés relajado pero derecho, permitiendo mucho espacio en el pecho y el abdomen para respirar (si no puedes sentarte, puedes meditar acostado).

Concentra la atención en tu respiración. Descubre los lugares en el cuerpo en los que eres más consciente de las sensaciones de la respiración. No trates de alterar tu respiración –tu cuerpo sabe muy bien cómo respirar–, simplemente dirige tu atención a la respiración.

Descansa la atención en las sensaciones constantes y cambiantes de la respiración durante toda la duración de la inspiración y toda la duración de la espiración. Cada vez que tu mente se aleje de la consciencia de la respiración (lo cual es probable que ocurra con frecuencia), devuélvela suavemente a esta.

Esta es la experiencia de estar relajados pero plenamente presentes, como si hubiéramos despertado en un día de vacaciones, sin nada especial que hacer excepto disfrutar del simple placer de sentarse y respirar.

Continúa durante 20 o 30 minutos, una buena cantidad de tiempo para una sesión de meditación. También está bien ir más lejos. Es mejor meditar todos los días, convirtiéndolo en parte de tu cuidado saludable personal, como tomar una ducha (para la mente). En un día muy ajetreado puede que tengas que reducir el tiempo. Cinco o 10 minutos cada día es mejor que 2 horas una vez al mes. Encuentro que cada minuto de meditación nos recompensa con el doble o más de claridad, ecuanimidad y eficiencia durante un día ajetreado.

Otras maneras de practicar

Algunos de los ejercicios de este libro pueden ampliarse a períodos de meditación, contemplación u oración. Sea creativo. He aquí algunos ejemplos:

Capítulo 3. Aprecia tus manos

A medida que meditas, abre tu consciencia a las sensaciones que sientes en tus manos, particularmente cuando se tocan entre sí. Los cristianos pueden desear meditar sobre «Estas son las manos de Dios».

Capítulo 10. Solo tres respiraciones

En el curso de la meditación, y durante tres respiraciones, mantén tu mente abierta por completo y receptiva, libre de pensamientos. Luego relájate y deja que tu mente vagabundee. Al cabo de unos pocos minutos, vuelve a soltar todos los pensamientos y presta una atención total al tema de la oración o la meditación durante solo tres respiraciones. Repetir.

Capítulo 21. Escucha como una esponja

Durante la meditación o la contemplación, escucha con mucha atención todos los sonidos que oigas, tanto obvios como sutiles. Escucha como si en cualquier momento pudieras recibir un mensaje importante.

Lecturas sugeridas

Los siguientes son algunos de los libros escritos con más claridad y más populares sobre mindfulness:

Gunaratana, Bhante Henepola. *Mindfulness in Plain English.* Boston: Wisdom Publications, 1991. [Versión en castellano: *El libro del mindfulness.* Barcelona: Editorial Kairós, 2012.]

Hanh, Thich Nhat. *The Miracle of Mindfulness: An Introduction to the Practice of Meditation.* Boston: Beacon Press, 1999.

Hanh, Thich Nhat. *Happiness: Essential Mindfulness Practices.* Berkeley: Parallax Press, 2009. [Versión en castellano: *Felicidad.* Barcelona: Editorial Kairós, 2013.]

Kabat-Zinn, Jon. *Full Catastrophe Livig: Using the Wisdom of Your Body and Mind to Face Stress, Pain, and Illness.* Nueva York: Delacorte Press, 1990. [Versión en castellano: *Vivir con plenitud las crisis.* Barcelona: Editorial Kairós, 2016.]

Kabat-Zinn, Jon. *Wherever You Go, There You Are: Mindful-
    ness Meditation in Everyday Life*. Nueva York: Hy-
    perion, 1994.

También puede que te interese leer mi libro anterior, *Comer
atentos. Guía para redescubrir una relación sana y alegre
con los alimentos*, edición revisada (Barcelona: Editorial
Kairós, 2013).

Agradecimientos

Siento un enorme agradecimiento hacia mis maestros Zen, Maezumi Roshi y Shodo Harada Roshi. He aprendido mucho sobre el prestar atención al verlos realizar tareas ordinarias como abrir sobres o preparar té. Estoy agradecida a todas las personas que han realizado estos ejercicios de atención con tanta seriedad durante los últimos 20 años y que me han transmitido sus descubrimientos e ideas. También estoy agradecida a Eden Steinberg, cuyo infalible ojo editorial ayudó a crear un libro mejor que el que podría escribir sola.

editorial **K**airós

Puede recibir información sobre
nuestros libros y colecciones inscribiéndose en:

www.editorialkairos.com
www.editorialkairos.com/newsletter.html
www.letraskairos.com

Numancia, 117-121 • 08029 Barcelona • España
tel. +34 934 949 490 • info@editorialkairos.com